薬のやめ方減らし方

内科・心療内科医
臼井幸治

SOGO HOREI

はじめに

この本を手にしたあなたは、何らかの理由で薬や医療、健康に対し、不安を抱いているのではないでしょうか。


「もう何年も薬を飲んでいるが、このまま薬を飲み続けていて良いのだろうか?」

「もらう薬の量が治療当初からまったく減らない。それどころかどんどん増えている」

「医者が、あまり自分の話を聞いてくれないし、あまり良くなっている気もしない。本当に大丈夫なのだろうか」

「薬を飲むことでどうにか今を保っているけれど、この薬を一生飲み続けるほかに方法はないのだろうか……」


そんな思いを抱えているのではありませんか?


一方、意外に思うかもしれませんが、医師の多くも同じようなことを考えています。

「こんなに薬を出して飲めるのだろうか」

「薬が増え続けているが、薬の相互作用による副作用は大丈夫なのか」

「このままでは薬は増えて行くばかり。やめられる日は来るのか」

「本当に薬がこんなに必要なのか？　減らす方法はないものか？」

もちろん患者さんに伝えることは、ほとんどありませんが、このように感じていることも多いのです。


昨今、抗がん剤や降圧剤、糖尿病治療薬、向精神薬など、薬に関してさまざまな報道が見られるようになりました。

「薬を飲んでも病気は治らない」

「医者や製薬会社の金儲けのために、必要のない薬が処方されている」

「医者に出されても飲んではいけない薬がある」

などといった情報が入ってくれば、薬を内服している人にとって、不安は増すばかりで、医者にたいする不信感も生まれやすくなります。

これだけ医療に対する情報が手に入る時代ですから、薬をあまり飲みたくないと考える人も少なくありません。

そんな人は、やむにやまれず飲み続けているのではないでしょうか。

一方で、中には「薬さえ飲んでいれば、それで大丈夫だ」と考える人もいます。

目下の症状は薬によって一時的には治まっているため、目の前の山積みの仕事や日常の雑事に追われ、自分の健康のことをしっかりと考えたり、対策を立てたりする余裕がないのでしょう。

そうした薬の使い方が、完全に間違っているとは言いません。

しかし、残念ながら**その状態を長く続けていれば、必ず後悔することになります。**

薬のメリットとデメリット

薬を飲むことのメリットは、痛みが引いたり、熱が下がったり、生きるか死ぬかの瀬戸際で命を繋ぐことに役立ったり、目に見えて症状が改善し安心できたりすることです。これは、科学の進歩による恩恵であり、とてもありがたいことではあります。

しかしデメリットとして、先にも述べたように、薬を飲むことで目先の症状が抑えられ、いつしか薬に対する万能感が芽生え、そこに安心し根本的な原因にフォーカスしなくなってしまうという側面があります。

また、**薬には必ず副作用があります。**

降圧剤に使われるループ利尿薬は、肝機能の低下や血管内脱水にともなう転倒のリスクがあり、抗うつ薬に使われる三環系抗うつ薬は、認知機能が低下する可能性があります。

副作用の発生率も、薬ごと、患者さんの症状ごとに大きく変わります。

血糖降下剤の副作用である、低血糖の発生率は2・5％、ベンゾジアゼピン系抗不安薬の副作用である、めまい・フラッキの発生率は11・5％、更に66歳以上の人の場合は、飲んでいない人に比べて43～51％も、アルツハイマー型認知症になりやすくなります。


残念ながら薬はそこまで心強いものではありません。

薬は症状の改善には有効ですが、その病気をつくり出した根本原因の解決はしてくれません。

薬を飲み続ける生活を続けていれば、水面下で根本原因が悪化したり、別の病気や薬による副作用が現れたりなど、**はじめに病気が姿を現したときよりも、より困難な状況になってしまうことが多い**のです。


「薬を飲みながらも、日常を平穏に送れている」

これは、本当の幸せではありません。

今日を平穏に過ごせたことに感謝することは、たしかに必要でしょう。

しかし、これでは体の中に爆弾を抱えながら生きていることになってしまいます。

幸せに生きるには、「本当の健康」を手に入れることが欠かせないのです。

「本当の健康」に必要なもの

私たちはいつから薬の世話になる人生を、送るようになったのでしょうか。

生まれつき悩みを抱えている人はいません。誰もが光輝く笑顔をもって生まれます。たとえ何がしかの障がいを持っていても、存在そのものはとても美しいものです。

しかしいつの頃からか、心にはストレス、体には倦怠感をいつも抱え、これらを食べる・飲む・さわぐ・遊ぶ・我慢する・寝るなどで気晴らしし、帳尻を合わせているのではないでしょうか。このストレスと、ストレスへの対処行動が、糖尿病や高血圧などの生活習慣病をつくります。

ストレスはとても苦痛なものですから、暴飲暴食などによって気持ちが晴れる経験が重なると、暴飲暴食を「良いこと」として自分の中にインプットしてしまいます。
するとと、積極的に暴飲暴食するようになるのです。
こうして生活習慣が乱れていることへの危機感がにぶり、糖尿病や高血圧を発症して、坂を転げ落ちるように合併症がはじまるのです。

こうしてはじまった病気は、病気発症の根本となる「乱れた生活習慣」を改善することが必須です。しかし、長い時間をかけて身につけてしまった乱れた生活習慣は、そう簡単に変えることはできません。

そこには、そうせざるを得なかった、理由があるからです。

乱れた生活習慣を改善するには、まず**ストレスの原因にアプローチしなければなりません。**そのためには、**心のケアが必ず必要なのです。**

心のケアができてこそ、薬を減らしやめること、そして「本当の健康」に向かうことができるのです。

薬を減らし、やめるために必要なもの

ここで少し自己紹介させていただきたいと思います。

私は代替医療を専門に学んだ、内科医・心療内科医です。

心療内科では主に心身症といって、自立神経失調症などの神経系から、糖尿病のなどの消化器系、高血圧などの循環器系など、心理的ストレスと密接に関係しているさまざまな病気を診療します。

よく精神科と混同されることが多いのですが、心療内科は身近な病気を診ているのです。

私が代替医療を学び、内科・心療内科を専門とするようになった理由には、薬の処方や診療のあり方に疑問を持ったからでした。

詳細は本文に譲りますが、研修医時代、私は担当していた60代の高血圧の患者さんを、ある日突然亡くしました。男性は、決められた薬をきちんと飲み、適切な処方基準の数値まで血圧は下がり、状態は安定していました。

しかし、根本原因を改善するための診療は行えず、男性は心筋梗塞で亡くなってしまったのです。

それから、現状の診療方法や薬の処方などについて、疑問を持つようになり、やがて、「乱れた生活習慣を、自然治癒力が上がるような生活様式に変えさえすれば薬を飲まずに病気を治せるのではないか。その良い方法はないだろうか」と模索するようになったのです。

私はそこで、「アーユルヴェーダ」という、インドの伝統医学に出会いました。

アーユルヴェーダは、**西洋医学では治療方法が未だ明確になっていない疾患などの、代替医療として処方されることが多い**ものです。

診療に取り入れ15年近くになりますが、患者さんの自然治癒力を診ながら治療を組み立て、症状を改善することができますから、あらゆる病気に非常に有効です。

日々の生活で自然治癒力を上げていけば、薬はより効果を発揮できるようになり、減薬も可能です。それどころか、これまでの常識では考えられない結果が続々と出ます。

しかし、今の医療現場では、自然治癒力を上げるための診療ができていません。よって、対処療法的に薬を処方することしかできないのです。

薬を減らし、やめるためには、必ず医師と患者が「共同作業」として治療を進めなければなりません。

そのためには、薬や病気、健康に関する正しい知識と薬を減らせる医師の見つけ方、薬を減らすために患者さん自身がやるべきことがあります。

本書では、これまでの診療をベースに、これらの知識と方法をみなさんにお伝えし、今飲んでいる薬を1日でも早く減らし、「本当の健康」を目指すための具体的な手法をご紹介したいと思います。

是非参考にして頂き、薬の世話にならない幸せな人生をお送りいただく、一助となれば幸いです。

もくじ

第4章　薬をやめるという選択

第5章　薬を減らす医師の見つけ方

第6章　西洋医学と自然治癒力

第7章　各症状における薬の減らし方

第8章 薬をやめるための7ステップ

第9章　代替医療について

第10章 薬をやめるための工夫

第11章 一生薬がいらない心と体の作り方

装丁　渡邊民人（ＴＹＰＥＦＡＣＥ）／本文デザイン　飯富杏奈（Dogs Inc.）／本文ＤＴＰ　横内俊彦

第1章

薬が
更なる病気をつくる?

薬を飲むと不幸になる

「薬を飲むと不幸になる」というのは、言い変えると「薬を飲む人生は不幸である」ということです。

私たちは本来、いつも健康で幸福な日々を送る力を持っていますが、いつの間にかバランスを失ってしまい生理機能に障害が生じると、何かしらの薬が必要になります。乱れた食事や生活習慣に気づいてそれを改善しない限り、体の故障は続きますから、薬が手放せなくなるのです。

つまり、**薬を飲むことで見かけ上の症状は改善しますが、水面下では自然治癒力が弱り、病気が悪化する**のです。

そう言われると、不安を覚える人はいるでしょう。

特に、本書を手に取ってくださっている人なら、薬や現代の医療、診療内容に、不安や疑問を持っている人なのではないでしょうか？

薬には、副作用の危険性があるため、常にそれを意識し、処方しなければなりません。ですから、私の場合、治療中に患者さんの体調が悪くなったら、最初に薬の副作用を疑うようにしています。

そもそも、私が薬に疑問を抱くようになったキッカケは、薬の作用に安心し、根本の原因に目を向けようとしない患者さんを多く目にしたからです。

人はどうしても、喉元を過ぎれば熱さを忘れてしまいます。

どんなにつらい思いを経験していても、薬でとりあえずの症状が治まってしまえば、大変な努力をともなう原因の解決に意識が向きづらくなってしまうのです。

二度と同じ思いをしなくて良いような、すぐに完治してしまう薬が生まれればよいのでしょうが、残念ながらそれに応える方法を、現時点の西洋医学は十分には持っていません。**西洋医学は、病気の治療に対する研究が中心で、予防医療にまで十分な力を注げてはいない**のだろうと思います。

現在でも、病気を根絶しようと新しい薬や治療方法が開発され続けていますが、状況はそれほど改善していません。

薬を飲む一方で、心身への負担が変わらなければ病気は水面下で進行するでしょう。薬を飲むことそのものは間違っていませんが、**薬を飲みはじめたのなら、生活習慣を改善しなければ、時として免疫力低下などの副作用ばかりが表面化します。**

薬は決して安全なものではありません。

説明書きを見れば、山のように副作用が記載されています。**今現れている症状を抑えることしかできない対症療法では、決して真の健康にはなれない**のです。

一般の医療で使用する薬というと、対症療法として優れた効果を発揮する〝西洋薬〟が主流になります。

のたうちまわるほどの痛みや、自分を見失いそうなほどの不安感や絶望感、生命の危険があるときなど、緊急時に関しては、薬が非常に頼りになります。

また、糖尿病や高血圧などの生活習慣病において異常値が出た場合、投薬をすることで、短期間で目標値に近い値にすることができます。すると、処方する医師も内服する患者さんも、薬に対する安心感が芽生えます。

実際これでは、病気の根本原因が治らない限り、水面下で病気がゆっくりと進行します。こうして**「ある日突然、思わぬ病に見舞われる」**という不幸への階段を上りはじめることになります。

対症療法の限界

頭痛や腹痛はちょっとした生活の乱れで起きやすい症状です。日常生活への支障が大きいため、対症療法的な薬が欲しくて受診する人がいます。多くの場合、必要に応じて痛み止めを飲むと、症状が嘘のように消えます。

こうしてさまざまな苦痛、また検査での異常値などが改善し、病気が悪化しないのであれば、対症療法のみでも問題ないかもしれません。

しかし残念ながら、**「痛みが消えた」「数値が正常範囲に入った」だけでは、完全に安心とは言えません。**

そこに問題の核心があるのです。

私が研修医時代の話です。

65歳くらいの高血圧の男性が、降圧剤をもらいに通院していました。

この男性の場合も、決められた薬を処方したことで血圧は予定通り、一時的に下がったのですが、後に最悪の事態が起こり、現代医療の限界を垣間見ることとなりました。

私が前任者から引き継いだ際の申し送りには、「定期的に通院し、降圧剤の内服もほぼ継続できている。血圧はやや高めだが2年程前から変わらず安定している」とのことでした。

受診時の血圧はだいたい上が１４０台前半、下が90弱。糖尿病や高脂血症はありませんでしたが、一日10~20本程度の喫煙と、毎日の晩酌を楽しみにしていました。心筋梗塞などの懸念から、禁煙と禁酒を勧めましたが、なかなかやめてはもらえません。

そんなある日、呼び出しがあり救急外来に行くと、その男性が横になっていました。モニターは30分以上前から心停止を示し、心臓マッサージも終えた後でした。

「なぜ? 今日の外来受診時もいつもと全く変わらなかったのに。何かの間違いでは?」眠ったような表情の男性を見ながらも、しばらくは頭の中が真っ白になっていました。

あとから聞いた話ですが、田舎の漁師町で料理人をしていたその男性は、仕事中はお客さんに少しでも美味しい魚を食べさせようと、自分で漁に出てその日の朝に捕れた魚を提供していました。

魚が捕れないことで随分悩み飲酒・喫煙が減らなかったそうです。当時はそうした、心のストレスが関係していることには全く考えが及ばずただ禁煙しないことに疑問に感じていました。

それから、しばらくはその男性のことが頭から離れず、「この男性もある日突然帰らぬ人になってしまうのだろうか」「そもそも医療はどこまで可能なのか」と、同じ年代の男性の診察時には不安を感じながら診るようになりました。

同じようなことが起こらないように、目の前の患者さんに自己管理の徹底を求め口調がきつくなり、やがて数値に対する恐怖感となって現れていったのです。

これは、私が研修医2年目の出来事ですが、この経験が私の医療観の礎となりました。

紹介したのは私の経験ですが、多くの医師もまた同様の経験をしています。

苦しみに喘ぐ患者さんと、再発を防げない不全感の狭間で揺られながら、それでも病気と戦い続けようとする医師もいれば、見て見ぬふりをする医師、人の話を親身に聞こうとする医師などさまざまです。

しかし、**5分程度の短い診療時間では、食事や生活状況に関して聞くこともできません。**

やれることと言えば、服薬指導のみになりがちで、その人の抱える精神的ストレスには、ほとんど配慮できません。

頭の中は、順番を待っているその他大勢の患者さんを待たせないようにすることばかりです。

さまざまな患者さんの治療をする過程で、不測の事態が一定の確率で起こり得ることを知ると、医療や薬物治療への疑念も生じます。

各種薬の危険性

一方で薬の危険性の話をすると、薬に対して拒絶感が生じ、服薬をすぐにやめてしまう患者さんもいますが、自己判断は危険です。

薬を飲むことで維持されていたものが、薬をやめることで一気にバランスが崩れます。

たとえば、高血圧の9割は何らかの病気を背景とした二次性高血圧ではなく、生活習慣などを原因とした本態性高血圧です。これは食事や生活習慣の最たるものですから、それらが改善できていないままに薬剤を急に中止することは大変危険です。

1）高血圧：降圧剤でがんになる？

日本高血圧学会が作成している高血圧治療ガイドラインにおいては、理想的な血圧（収縮期血圧120㎜Hg未満かつ拡張期血圧80㎜Hg未満）を超え高くなるほど、全心血管病、脳卒中、心筋梗塞、慢性腎臓病などの罹患《りかん》リスクおよび死亡リスクは高くなるとされています。

通常、血圧の治療に際しては、カルシウム拮抗薬《きっこうやく》などの薬剤を使用します。

このカルシウム拮抗薬については、NPO医薬ビジランスセンター代表で内科医の浜六郎氏の書籍において、JATE研究が紹介されています。

1992年に、カルシウム拮抗薬の実験が70歳以上85歳未満の高齢者329人を対象として行われました。

参加者を二つのグループに分け、A群にはカルシウム拮抗薬を、B群には偽薬を渡して経過をみるものです。どちらのグループにも減塩、節酒、軽い運動、減量などの指導をします。予想される結果は降圧薬によって血圧を厳格に下げたほうが予後は良いはずというものですが、経過を観察した結果は全く違っていました。

降圧剤を使用した群と使用していない群ではまったく死亡率、心臓病、脳卒中などの合併症の発症率に、統計学上の明らかな差は見あたりませんでした。ところが、がんの発症率はAのカルシウム拮抗薬処方群は9人だったの対して、Bの偽薬群は2人であり、統計学的に大きな差があったのです。

カルシウム拮抗薬は血管細胞に働きかけて血圧を下げるだけでなく、免疫細胞の働きも弱めてしまい、がんの原因になるのではと懸念されています。

これらについては、今後も注意深く見ていくことになりますが、15年前の高血圧治療においては、種類も今ほどはなく、カルシウム拮抗薬が主流でした。

現在では種類も増えカルシウム拮抗薬以外の薬も第一選択になってはいますが、**この薬もいずれ副作用等の報告があがり危険な薬と認定される可能性もあります。**

2）糖尿病…血糖値を下げても合併症は減らない

糖尿病で怖いのは合併症です。

糖尿病は血糖値の上昇を阻止するため、さまざまな薬が開発されました。

同時に数多くの疫学的調査がされてきました。薬の評価は動物実験などを経て何がしかの有効性があると認められてはじめて市場に出回ります。

その後、さまざまな形でその効果が確認されるわけですが、医師が最も気にするのは実際にどれくらいの人に効果があったのか、なかったのかといった結果です。

2008年から行われた、1万人の糖尿病患者（HbA1c 8.1%）を対象とした3年間の臨床試験があります。血糖値を急激に下げた人（5128人）と、ゆっくりに下げた人（5123人）を比較したところ、急激に下げたグループで257人、ゆっくり下げたグループで203人が死亡していました。

これは統計学的に明らかな差であり、**血糖値を早急に下げる場合、緩やかに下げるよりも死亡率が上がる**というものです。

この研究は血糖値をただ下げれば良いということではなく、血糖値を下げるスピードも検討すべきであると解釈できます。

同年にはFDA（アメリカ食品医薬品局）において、薬剤の承認に際し、心血管系の病気（いわゆる合併症）を減らす効果を証明するのは困難であるため、心血管系の病気を改善しなくても薬として承認することとなりました。

つまり、**現行の薬物には血糖値を下げる効果はあるが、合併症になる確率を下げる**

効果までは期待できないのです。

また、長年糖尿病の薬として使われている薬剤にＳＵ剤がありますが、**ＳＵ剤使用群と非使用群では、使用群の方が合併症である心筋梗塞による死亡率が高まる**という説もあります。

他の糖尿病薬も血糖値は下がるものの同様の問題があると言われています。

以上から言えるのは、**糖尿病はとても怖い病気で慢性的な高血糖状態を早く脱するべきだが、単に薬で血糖値を下げれば良いということではなく、その方法が問題だ**ということです。

現時点では、血糖値を下げる薬はあるものの、合併症のリスクまで下げられるものはなく、薬物選択が悩ましいところです。

はっきりしているのは、血糖値が高い状態が持続するのは良くないこと、この先、**血糖値も下げ合併症も抑えるような薬剤は、なかなか期待できない**ことだと思います。

3）高脂血症…コレステロール値を下げ過ぎると命を失う

生活習慣病の代表格である高脂血症。

これまで医師だけでなく、一般の患者さんにもコレステロールは悪者扱いをされてきました。血液検査を受けた際にコレステロール値が高いと、医師は口を揃えたように食事療法や減量の必要性について言及し、それでもダメなら薬を飲むように勧めます。ですから、コレステロールが悪者扱いされるのも無理はないかもしれません。

今現在でもさまざまな意見があり、コレステロール値を下げるべきか、あるいは高いままで良いのか、激しく議論が続けられています。

その結果、日本でも日本動脈硬化学会や循環器病学会などを中心として、動脈硬化にコレステロールが大きく関与しているのではないかという仮説が立てられ、以来、厳格なコレステロール管理が定説となっています。

ところがここにきて、日本脂質栄養学会は、**栄養学的な観点からコレステロールの重要性を訴えています。コレステロールは全身の細胞膜や副腎皮質ホルモンや性ホルモンの元となっており、過度に下げると死亡率が上がるため、コレステロール値を下げるべきではない**との見解を発表し、両者は真っ向から対立しています。

心筋梗塞を予防する薬が、死亡率を上げるとなると当然戸惑いを覚えます。最近では**心筋梗塞の原因はコレステロールではなく、炎症反応であり、コレステロール値は下げなくても良い**との意見が有力です。

一般の医師にしてみると、学会同士が話し合い見解をまとめて欲しいというのが率直な意見ですが、さまざまな理由により未だ現実化されていません。

結論が出るまでは、過度な食事制限などはせず、定時にバランスの良い食事を摂り、腹8分目に抑える。生活リズムの乱れを整え、適度な運動を取り入れることが大切だと思います。

私たちは毎日充実した日々を送ることができれば、それほどストレスは溜まりません。そうであれば、食事を楽しむことはあっても暴飲暴食は極端に減ります。ですから精神的なストレスを解放させて生活リズムを整えていくことが大切です。

そして生活を整えながら、定期的に血液検査やエコー検査など、体に負担の少ない検査で状況を確認し、丁寧に生活することが、最も生活習慣の改善に有効です。

4）不眠症：睡眠導入剤でうつ病になる？

心療内科の領域で最も処方されるのが、睡眠導入剤ではないかと思います。

日中の興奮が冷めず、翌日に備えて早く眠りたいのに眠れなかったりすると、それだけで不安になってしまいます。

また、悲観的なことばかりが頭に浮かんで眠れないことは耐えがたく、夜を迎えるのが恐ろしくなります。

こうしたときは、それ以上の悪化を防ぐために**一時的に睡眠導入剤を使用するのも**

悪くはありません。

睡眠導入剤を飲めば眠れるようにはなりますから、うつ病への移行を防げるとも考えられるかもしれません。しかし、必ずしもそうとは言えないようです。

2001年に短時間作用型の睡眠導入剤と偽薬のランダム化比較試験が行われた結果、**睡眠導入剤を飲んだ方が2倍もうつ病になりやすい**という結果が出ました。

我々は不安を感じたときに、過度に興奮しないよう脳内でGABAが放出されますが、**睡眠導入剤や抗不安薬を飲むと、自身のGABAが必要なくなるため放出量が減ります。**

そのため内服期間が長引くと、自前のGABAが放出されない状態が長く続き、放出能力が弱くなって薬がやめられなくなるのです。

GABAが減ると気分が不安定になり、それが睡眠障害の原因になりますから、睡眠導入剤の使用は可能な限り避け、最小限にするべきでしょう。

睡眠障害の最たる原因の一つは、自律神経のバランスが崩れ、寝るときにも交感神経が興奮してしまうことです。

日常的にリラックスできるような習慣を身につけるなど、**神経を緩める練習をしておく**ことが大切です。

薬の服用の先にあるもの

いかがでしょうか、薬に対するイメージは変わりましたでしょうか。

実は、これらの話を聞いて薬をやめる決意ができる人は、簡単に薬を減らせる人でもあります。

一方で、「分かっているけれど……」と思っている人もいらっしゃるでしょう。

対症療法では、生理機能の本来のバランスを取り戻すのではなく、出現した症状がそれ以上悪化しないように抑え込むことで急場をしのぎます。

内服することで何とかいつも通りの日常を送れようになりますから、**一時的に服用**

することは間違ってはいません。

しかし、何がしかの症状で苦しんだということは、そこに原因があるわけです。それをそのままにしておくと、いつか必ず何らかの形で表面化してきます。

糖尿病や高血圧などの**生活習慣病の多くは、体のアンバランスによる不調がありながらも生活習慣を見直さないために発症します。**

本書では生活習慣病と心との関わりを改めて見つめなおすことで、病気の治療、そしてどのように予防するかについてお伝えしていきます。

第2章

医師が薬を減らせない理由

威圧的な医師

病気がある日突然やってくるというのは、医師も認識しています。

多くの人は、体調がかなり悪くなってから病院を受診します。

人によっては、いつ何が起きるかわからない、いつ亡くなってもおかしくない状況になって、はじめて受診する人すらいるのです。

ですから医療現場では、いつ何が起きても対応できるよう、準備されていますし、医師は常に目を光らせています。

特に大学病院のような先進医療を行う施設では、それだけ治療が難しい患者さんが集まるわけですから、医師の緊迫感もその分高くなります。

皆さんが目にする外来担当医の多くは、入院患者さんの主治医になっていることが多く、ついさっきまで死の淵をさまよう人を相手にしていることも、珍しいことではありません。

あってはならないのかもしれませんが、医師も人間であるため、そうした緊迫感がそのまま外来診療に持ち越され、目の前にいる患者さんも突然倒れるのではないかと考えてしまいます。

急変しないかどうかがまず気になるため、患者さんの声にはあまり耳を傾けず、医師の方から矢継ぎ早に質問をしたり、会話の流れと関係のない質問をしたりします。患者さんの話を聞きながら頭に浮かんでくるのは、無数の病名であり、患者さんの話からその可能性を一つずつ消去する作業をしています。

従って、**目の前の患者さんの言動については上の空で、聞いているのは、考えた病気と合致しないかどうか**です。そして、一見して**死に関係がなさそうな病気や症状であれば、全く聞く耳を持たない医師もいます。**

救急や内科、外科などで生死にかかわる病気で一刻を争う場合は、患者さんの心理的な問題が聞き入れられないのは仕方がないとしても、急性期を過ぎて慢性期に入っても医師がまともに聞く耳を持たない場合、心理的ストレスや生活習慣に話が及ぶこともありませんから処方された薬が減ることはないでしょう。

薬が減らないのはこうした医師と患者の関係による場合もあります。

他には、医学教育システムにもあると思います。

医学生時代から学び続けているのは病気のことで、人体解剖からはじまり病気の診断方法や治療方法ばかりです。そして、治療方法が見つかっていない疾患やがんなど、治療が困難な病気の余命を勉強します。

医学生になってからずっと、人を臓器の集合とみなし臓器ごとの病気について勉強します。こうして命を科学の対象として考えることに慣れ、やがて病気を診られるようになりますが、自然治癒力を上げられるようにはなりません。

人を診たら病気だと思え！

医学部では人の病気についての勉強がひたすら繰り返されます。

そのおかげで卒業するころには、「人を見たら○○病」のように、まず**その人となりよりも、病気のことが頭に浮かぶ**ように訓練を受けています。

ですから、不思議なことですが、患者さんの話を、病気ありきで聞き、その病気が否定されると、何を聞いて良いのか分からなくなってしまうのです。そして患者さんが、何がしかの症状があり不安に思っていても、「特に問題ないと思います」とだけ言ってそれ以上聞く耳を持てなくなる医師もいます。

あるいは病気の背景には仕事や人間関係などさまざまな問題が必ずあるもので、それを聞こうと思う頃には、診察時間が終わってしまい歯がゆい思いをしている医師もいます。

こうして多くの診療では患者さんの病気に対しての話題ばかりになり、生命に危険を及ぼさない症状についてはあまり重きを置かないようになります。

患者さんから病気の症状を聞き出す行為は取り調べのようであり、患者さんの心の状態はあまり考慮に入れられません。

病気治療であればそれでも良いかもしれませんが、このやり方では絶対に薬は減らせません。

正常範囲に入れることが治療目標

医師はまず、健康な人の基準値を設け、患者さんがその範囲内の数値になるための方法を考えます。

この正常値は「健康と思われる人」1000人が選ばれ算出されます。

このうち統計学的な観点から、多数派を950人選び、次に多数派より数値が少ない人を25人、多い人を25人選び、それを「異常」とします。

この方法でコレステロールの基準値を決める場合、正常値の上限は250mg／dℓになりますが、動脈硬化による心筋梗塞の死亡率などを参考に修正すると、220mg／

dℓとなります。

このように、それぞれの疾患予防に合わせて再検討され、数値が決定されるのです。

ここで考える必要があるのは、この**「健康と思われる人」が、本当に健康と言えるのかどうか**です。

この950人は、あくまで多数派です。多数派が必ず健康だと考えることに、疑問を覚えるのではないでしょうか？

周囲の人と同じような数値なら正常、かけ離れていたら異常としているのです。

喫煙や飲酒、および心理的ストレスがない人を対象とし、明らかな異常がない人を健康だと定義し、その人達を基準にしています。

しかし、実際には、心理的ストレスがない人はいないでしょうし、喫煙や飲酒以外にも健康を害する要素はあるでしょうが、あくまで暫定的にその基準値を採用して、少しずつ修正を加えるということを繰り返しています。

先にも述べましたが、最近では、コレステロール値や血圧に対する議論も加熱しています。

いずれにしてもこうした議論は、常に継続されており、薬の安全に関する「絶対」は、誰にも述べることはできないのです。

私たちの95%は健康or不健康?

私たちが基準値を意識するときは、体の調子が気になるときに受ける血液検査か、健康診断を受けたときではないでしょうか。

どんな状態の人を「健康」とするかによって、健康かどうかの判断は大きく変わります。

少なくとも、それまで明らかな病気でなければ暫定的に健康とされています。

「明らかな病気の人」を除いた他の人を「健康」とするわけですが、大半の人がいずれ何がしかの生活習慣病になってしまいます。そうすると、**正常値そのものの定義を良く考える必要がある**のです。

先の動脈硬化学会のように、罹患率を下げるために、コレステロールの基準を厳格にするのも一つの考え方です。

いずれにしても問題は一向に解決しませんから、ガイドラインを常に鵜呑みするのでも、正常値に入っているから安心するのでもなく、ガイドラインも気にしつつ、**日々の暮らしの中で、いかに生活習慣を整え、健康感を取り戻し、そして正常範囲に収めるかが大切**になるのではないかと思われます。

第3章

生活習慣病と薬

生活習慣の乱れが命取り

生活習慣病は、食事や運動習慣、飲酒や喫煙、そして休養などが、その発症・経過に関与する疾患群です。

食習慣の乱れが原因のものとしては糖尿病（インシュリン非依存型）、高脂血症（家族性のものを除く）、高尿酸血症、循環器疾患（先天性のものを除く）、大腸がん（家族性のものを除く）、歯周病などが挙げられています。

運動習慣と関係が指摘されている病気としては、糖尿病（インシュリン非依存型）、肥満、高脂血症（家族性のものを除く）、高血圧などがあります。

喫煙習慣と関係があるのが肺扁平上皮《はいへんぺいじょうひ》がん、循環器病（先天性のものを除く）、慢性気管支炎、肺気腫、歯周病など、そして飲酒と関係するのがアルコール性肝疾患などです。

厚生労働省の平成26年の調査によると、糖尿病は３１６万人が罹患し、視覚障がい者の6人に1人が失明の原因にもなる糖尿病性網膜症、人工透析を受けている人の38%が糖尿病性腎症に発展します。高血圧は1010万人が罹患し、これらのすべてが生活習慣病であり、国を挙げて対策をしているわけですが治癒率がなかなか上がりません。

国立がん研究センターの発表では、2016年調査では、毎年100万人にがんが見つかるとの報告があります。また男性の4人に1人、女性の6人に1人が、がんで死亡しています（2014年調査）。

がんの中でも、飲酒や喫煙、食習慣とは、関係ないと言われているものもあれば、生活習慣と密接に関係しており、生活習慣病と位置付けられている疾患もあります。脂肪の多い食べ物が発がん性物質となり、それが長期にわたって腸粘膜を刺激することで、がん化するとされています。

その他に、飲酒、運動、野菜摂取不足、さらには精神的ストレスの関与も言われています。

生活習慣は私たちの暮らしそのものです。それが生命まで脅かしています。**生活習慣を正せば病気にならなくても済む**わけですが、実際に生活習慣を整えることほど難しいことはありません。

そもそもなぜその習慣を続けてしまうのか、そして正しい生活習慣が何なのかが分かっていないからです。

分かっているのは、私たちの生活の仕方によって、確実に病気に向かうという事実のみです。

心と体の関係性

「心身一如《しんしんいちにょ》」という考え方があります。

「心身一如」とは平たくいうと、**心と体は一つという意味**です。ピンと来る方もいれば、何だかよく分からない人もいると思います。

たとえば、目を瞑《つむ》って梅干しを想像してみてください。何となく口の中の唾液が増えてきたり、中には胃酸が増えたりして、空腹感を覚える方もいるかもしれません。

では、次に今までの人生の中で、最もつらくて嫌だったことを、思い出してみてください。何となく気分が沈んだり、食欲がなくなったりしてきませんか。

あるいは、風邪を引いたとき、咳や鼻水が出て、何もする気が起きなかったのではないでしょうか。

このように心が体に影響を及ぼすこともあれば、体が心に影響を及ぼすことがあり、このことを「心身一如」と言うのです。

また最近では、脳腸相関に代表されるように、腸と心が密接に関係しており、腸の状態が脳機能に影響を及ぼしていることが確認されはじめています。

心身医療においては、それらを心身症と定義し、治療対象としています。

心と体に対するストレスの影響

心の扱い方というのは、本当に難しいものです。

かつて大学病院で心療内科医として勤務しているとき、「心」がこれ程までに身体の病気や人生を左右するのかと思い知らされました。

心療内科はもともと心身症を専門に診る科です。

心身症とは「身体疾患のうち、その発症と経過に心理的要因が密接に関与する疾患群（心身医学会）」と定義されています。平たくいうと、**体の痛みや痒みなどの症状の中で心理的なストレスがかかったときに悪化する病気のこと**です。

以下は、心身医学会で定義されている心身症です。

これをみて、「これも心身症なのか？」と驚く人も多いのではないかと思います。

・循環器系　：本態性高血圧、冠動脈疾患、レイノー病、不整脈、など

・呼吸器系　：気管支ぜんそく、過換気症候群、神経性咳嗽、しゃっくり、など
・消化器系　：消化性潰瘍、慢性胃炎、過敏性腸症候群、慢性膵炎、慢性肝炎、神経性嘔吐、食道けいれん、など
・内分泌系　：単純性肥満症、糖尿病、甲状腺機能亢進症、神経性食欲不振症、過食症、など
・泌尿器系　：夜尿症、インポテンツ、神経性頻尿、など
・神経系　：偏頭痛、筋収縮性頭痛、自律神経失調症、など
・骨、筋肉系：慢性関節リウマチ、書痙、むちうち症、チック、外傷神経症、など
・皮膚科領域：神経性皮膚炎、皮膚掻痒症、アトピー性皮膚炎、円形脱毛症、多汗症、慢性蕁麻疹、湿疹、など
・耳鼻科領域：メニエール症候群、アレルギー性鼻炎、慢性副鼻腔炎、咽喉頭異常感症、乗り物酔い、心因性嗄声、失声、吃音、など
・眼科領域　：緑内障（原発性）、眼精疲労、眼瞼けいれん、など

・婦人科領域：月経困難症、月経前緊張症、無月経、月経異常、機能性子宮出血、不妊症、更年期障害、不感症、など

・口腔領域　：顎関節症、口内炎、舌痛症、歯ぎしり、唾液分泌異常、義歯神経症、咬筋チック、など

高血圧や糖尿病など、私たちが一般的にかかりやすい病気ばかりであることにお気づき頂けましたでしょうか。

つまり、**私たちの体の病気はストレスと密接に関係している**ことを物語っています。

そしてストレスはこうした体の病気ばかりでなく、心にも影響を及ぼします。うつ病や不安神経症などは、ストレスがもとで心のバランスを崩したことによります。

つまり、ストレスを受けたとき、主に体に影響が出れば右の心身症として、また心に影響が出れば精神疾患として表面化します。

ストレスはどこから来るのか

ストレスと聞くと一般的には精神的につらい状況を指していますが、本来は別の意味を持っていました。

もともとは物理学の用語で「物体のゆがんだ状態」を指します。たとえばボールを強く握るとボールは変形します。その圧力がかかった状態をストレス（状態）、圧力をかける原因をストレッサーと呼び、ストレス（状態）とは区別していました。

ストレッサーの中にはさまざまなものがあります。

物理化学的ストレッサーは、暑さや寒さ、怪我、熱傷、気圧の変化、放射線、振動や騒音、化学物質などによる物理的な刺激。

化学的ストレッサーは、酸素、飢餓、薬物、過食など。

生物的ストレッサーは、細菌、花粉など。

心理的ストレッサーは、配偶者の死、人間関係のトラブル、精神的な苦痛、緊張、興奮、不安、恐怖、怒り、悲しみ、喜びなどがあります。

ストレッサーに対する生体反応を最初に研究したのは、ハーバード大学のキャノン教授です。

犬に吠えられた猫の血液には副腎髄質《ふくじんずいしつ》からのアドレナリンが増加していました。猫はストレスを受けることで瞳孔が開き、唾液や胃液の分泌抑制、消化管運動機能低下、心臓機能の増強、血圧の上昇、骨格筋への血流の増加、血糖値の上昇、赤血球・血小板の増加などが認められました。

また、カナダのマギル大学などで行われた感覚遮断実験では、被検者に視覚・聴覚・触覚が極度に低下した状態を経験させると、独り言の増加や集中力の低下、幻聴や幻覚が現れました。この実験では、私たちの正常な感覚・知覚機能が感覚遮断状態では損なわれる可能性が示唆されました。

心と体の関係については、こうした生物学的な考察の他にフロイトの神経症理論にそった心理学的な方法論もあります。

人間には外的な刺激やその他の理由により、体の内部が刺激を受けたり興奮したりすると「○○したい」と欲望が生まれます。このとき心の中では、「そうすべきではない」という道徳的規範との葛藤も生じます。

心の機能が正常に働く人は、心の中でどのような葛藤が生じているのかを観察する力（自己観察力）を持ち、その人らしい判断をし、解決して行動に移します。

健全な心を持っていれば欲求不満に耐える能力も備えています。

しかし、心が正常に機能していないとき、たとえば道徳的規範が強すぎて欲求が満たされないときは、溜まった欲求が心に影響を及ぼし精神的ストレスとなって、いつか表面化します。

こうして**ストレスが加わったときには、心と体にさまざまな影響が起き精神疾患あるいは身体疾患として表面化します。**

心身症としての生活習慣病

日常診療の経験から、ストレスの関与しない生活習慣病はないのではないかと感じます。

欲望と道徳的規範の葛藤は、私たちが生きている限り消えることはありません。ことあるごとに「自分はどうするべきか」を自問自答し続け、その葛藤を通して人格が形成されますから大変な作業です。並外れて心の機能が健全でないかぎり、作業の途中で疲れ、苛立ちを覚えるものではないかと思います。

つまり私たちは、日々の生活で特別なイベントがなくてもストレスが溜まり、そこに暴飲暴食の原因があることになります。

それが、生活習慣病を簡単には克服できない理由の一つです。

冒頭の患者さんが飲酒をするのにはそれなりの理由がありました。

飲酒は確実に体の機能を鈍らせ、度が過ぎればさまざまな病気の誘因となりますから、決して過度な飲酒は勧められません。しかし、頭で分かっていてもやめられないのには、それなりの理由があったからでした。

飲酒以外にストレス発散方法を持たなかった彼にとっては、飲酒が唯一、ストレスから解放される時だったのでしょう。

そんな状況の彼からいきなり飲酒を奪ったら、精神的に耐えられず他の対処方法を取っていたか、発狂していたかもしれません。

こうしたときに、かつての私がしたように、ただ「飲酒をひかえるように」と言ったところで全くと言っていいほど効果はありません。こだわりの強い性格で、何十年も頑張ってきた彼が急に生き方を変えるのは不可能に近いわけです。

こだわりが強く、何一つ妥協ができなければ、体の中は常に戦闘モードになりますから、当然、交感神経優位になります。常時、交感神経が優位になると次第に血圧も上がってきて降圧剤が必要になります。

それは、車の運転にたとえると、サイドブレーキを使いながら、アクセルを踏み続けるのと同じことだと考えられます。

薬の副作用は、こうした自己矛盾が修正されない結果として、悪い生活習慣が改善されず起こると考えます。

もし、彼が、それまでの性格やライフスタイルを変えることができたら、血圧は下がっていた可能性は十分にありますし、そうすれば血圧の薬は必要なくなっていたのではないかと思います。

薬をやめると人生が変わる

病気の人を診察しているときに「この人はいつ休息を取るのだろうか?」とよく思います。

一つ、たとえ話をお話ししましょう。

あなたはエアコンが入らなくなった年代物の高級外車に乗っていたとします。

ふとドライブがしたくなり、あてもなく走り、流れに任せて高速道路に乗りました。

天気もよく次第に気分もよくなり、いつもは安全に運転していたのに、その日は少しだけスピードを上げ、追い越し車線を走っていました。

追い越すたびに「古くなっているけれど、まだ走れる」そう思うと高揚感もあり、次第に追い越し車線を降りられなくなりました。

全盛期の時期を取り戻した感覚を抱きながら、しばらく走っているとガソリンランプが点滅しているのに気付きました。

「こんな気分は久しぶりだし、もう少し走っていたい。まだ残りのガソリンはあるはずだ」。とても刺激的で新鮮な気持ちを感じた時間でした。

しかし、その高揚感もつかの間、ガソリンランプが点灯し続け、いよいよガソリンがなくなってきました。

ふと我に返った彼は、いつものペースに戻そうとしますが、そこは高速道路ですから、直ぐに車線変更ができません。ようやく一番左車線に入りますが、こんなときに限ってサービスエリアの看板が出てきません。後ろからは車が迫ってくるし、ガソリンランプが点滅したままです。

万策尽きて何も考えられなくなり、ハザードランプを出して助けを求めることもせず、ただ茫然としながら看板が出てくるのを待つだけでした。

これは、たとえ話ですが、うつ病などで体調を悪くして受診する人の大半に該当する話です。

理想を言えば、ふとドライブを思い立ったときにせめてガソリンの量をチェックすべきでしたし、高速道路に乗ってからは、マメにサービスエリアによって、景色を楽しんだり、その土地の美味しい物を食べたり、ガソリンスタンドによって給油をしたりすれば、こんな危険な目にはあいませんでした。

当然メンテナンスをせず、無理に走っていましたから、その分ダメージは大きく修理するのにも時間がかかります。場合によっては、故障が激しく修理工場に出さなければいけないこともあります。

うつ病になる方の多くは、頑張りすぎる傾向にあります。

頑張ることそのものは尊いことだと思いますし、直ぐにはやめられない環境もありますから、乱暴なことは言えませんが、他でもない自分の命であり、これ以上に大切なものはないわけですから良く考える必要があります。

薬が必要になるのは、まさに心身が疲弊し身の安全を保てなくなり、故障が生じたときです。つまり普段から十分に心身のメンテナンスをしていれば、薬は必要なくなるのです。

ですから、**薬をやめることは、生き方そのものを見直し健康的に暮らすこと**なのです。

第4章

薬をやめるという選択

薬を飲む生活・飲まない生活

先ほど私たちの体を車にたとえました。

もちろん、私たちには心と体があって、決して「物」ではないわけですが、「物」としての性質をよく考慮していくと、心や体のことを大切に扱うヒントが得られます。

たとえば、よく「寝だめ・食いだめはできない」と言われますが、睡眠や食事が私たちの生命にとってどのような意味を持つのかを考えると頷ける話です。

私たちの体はホルモンなどにより恒常性が維持されており、一見、まったく変化していないように見えます。しかし、実際には細胞レベルで絶え間なく新陳代謝が続き、古くなった細胞と新しい細胞が入れ替わっています。

今こうして本を読んでいるときにも、新陳代謝は止まることがありませんから、どこかで身体を休めないと活動が続けられません。

恒常性を維持するホルモンは、さながらオーケストラのように絶妙なタイミングで協調的に働き、素晴らしい音色を出します。

しかし、私たちに備わっているメカニズムを、無視するかのような日常を送り続けると、体が修復できませんから、当然身体に故障が生じ、その程度によっては応急処置としての薬が必要になります。そして、それに大した違和感を覚えることなく、刹那的な暮らしをしていると「薬を飲む生活」となってしまうのです。

逆に、**恒常性を維持するメカニズムを意識して日々を送っていると、傷んだ細胞も修復されます**から、臓器の故障が起こらず薬も必要ありません。

こうした恒常性を維持するメカニズムは、人間誰れしも持っていますが、その強弱には違いがあります。年齢や性別、親からの遺伝など、さまざまな影響を受けるため個人差が生じます。

同じ日本車であっても、車種によって部品も違えば、強度や性能も違うのと同じように、個々のコンディションに合わせて調整方法も違うのです。

薬をやめたいと思ったときには、まず現時点での自分の心と体の傾向、体力などを知ったうえで、走るルートやスピードを決めることが必要です。

休養の大切さ

体調を崩して受診をする人は、必ずと言って良い程、メンテナンス不足です。つまり**心身に負担をかけ続けた結果、体調不良となっています。**

不快な症状はさまざまで、倦怠感《けんたい》や不安感がある、何もやる気がしないなどの意欲の低下、あるいは、理由はわからないけれど急に動けなくなってしまったなど、十人十色です。

連日連夜の仕事で疲れ果ててしまうと、最終的には自分自身を見失ってしまいます。頭の中が真っ白になり何も考えられなくなったり、普通に仕事をしているだけで涙が溢れてきたりして、まったく仕事になりません。

こうした場合、一旦休職するなどして、心身に負担をかけている原因を除去する必要がありますが、ここまでになっても、責任感から仕事を休むことに抵抗を示すことがよくあります。

なんとか説得し休職してもらったとしても、それまでのメンテナンスの状況によっては、長期間の休みを要することもあります。

多くの人は自分が体調を崩すとは想像しません。

ですが、どんなに性能が良い車であっても、ガソリンが不足すれば走れないのと同じで、適切な休みを取らず、仕事に没頭していれば走ることができません。

睡眠が不十分な人ほど、うつ病になると言われていたり、平均寿命が短くなるなどの研究もありますが、雑事に追われた忙しい生活を送っていると、どうしても睡眠や食事はないがしろになってしまいます。

薬を必要としない健康的な生活を送るためには、両者とも大切なのです。

仕事などで多忙を極めるとき、頭ではさまざまな情報処理が行われ、フル活動します。精神的ストレスがあると、仕事が終わってもそのことを考えてしまいますから、その分、脳を酷使し続けることになります。

睡眠の最たる目的は、脳が疲労しないように休ませることなのです。

また睡眠中には、さまざまなホルモンが放出され体を修復します。

成長ホルモンは、入眠後最初のノンレム睡眠時に大量に分泌され、身体の疲労回復や修復に重要な役割を担っています。脳下垂体から分泌されるプロラクチンも、身体の修復に関与します。起床前後でピークとなるコルチゾールは、代謝を促進してストレスに応じ分泌量を増大させます。

一方で、睡眠不足になると、食欲を増進させるグレリンが胃から分泌されますし、脳血管障害や心筋梗塞などとの関連も示唆されています。

睡眠には、まだまだ解明されていないことが多くありますが、体の修復や健康状態の維持にとって、重要であることは確かです。

こうした修復システムは、深い睡眠に入っているときに稼働するため、**日常的に熟眠できているかどうかも重要です。**つまりきちんと眠れることも、薬をやめるために必要になります。

しかし、どうしても現実の雑事に追われ、睡眠の質を改善できないことが本当に多いものです。頭では睡眠をとった方が良いと分かっていても気持ちがついていかず、その結果として精神疾患や身体疾患を発症し治療が必要となってきます。

生き方を見直す

病気の中には、性格と病気の予後に、密接な関係があることが証明されているものもあります。

ＷＣＧＳ（Western Collaborative Group Study）においては、患者さんの行動様式をA型とB型に分類して8年半の間調査しました。

A型行動様式は①競争心が強い、②野心的である、③目標に向かって一生懸命に邁進する、④心身共に過敏である、⑤攻撃的で敵対心を持つ、⑥いつも時間に追い立てられている、と定義しました。

B型行動様式は、A型と反対にマイペースでゆっくりと行動すると定義し、両者を比較しました。

すると**狭心症・心筋梗塞の発症率は、A型がB型に比べて2倍以上**の結果となったのです。

A型行動様式の場合、日常のストレスに過敏に反応します。すると、交感神経が優位となる時間が長くなり、緊張状態が持続するようになります。

その結果、脂質代謝異常や心拍数増大、血圧上昇、血管攣縮《けつかんれんしゆく》（血管の異常収縮）が増え、冠動脈硬化などから冠動脈疾患になるとも言われています。

A型行動様式の行動修正法には弛緩法やイメージ訓練、行動療法などが有効であり、それによって**心筋梗塞の再発が60％に減少**したとの報告もあります。

Ａ型行動様式は高血圧にも関係があると言われ、騒音・競争・過重労働などの持続的なストレスと共に重要な要素として考えられています。

治療には生活習慣の改善が基本であり、それでも不十分な場合に薬物療法を使うことになっています。

改善すべき生活習慣には、体重の減量、減塩食、運動療法、禁酒、禁煙などがあり、他にも緊張をほぐす弛緩法などが有効とされています。

これらの治療は継続することが必要であり、良い医師と患者の関係を形成することで、患者さんの性格傾向を元に、生活改善にむけて共同作業をしていくことが大切になります。

こうして考えると、**薬をやめることは、文字通り人生を見直すこと**になります。

それまで何十年も続けてきたやり方や考え方、行動パターンなどがありますから、自力で克服することは不可能であり、良いペースメーカーが必要になります。

第5章

薬を減らす
医師の見つけ方

薬を減らす医師はこうして見つける

病気にもたくさんの種類があります。

風邪など、積極的に薬を飲まなくても自然に治る病気から、心筋梗塞や脳梗塞など、急変する可能性や、場合によっては病院から出られず帰らぬ人となる病気、対症療法でどうにか安定させていて薬がやめられない病気など、さまざまです。

これらは、それぞれ診るにふさわしい医療機関があります。

風邪であれば、とくに医療機関を受診しなくても自然と治りますから、受診の重要度は低くなりますし、心筋梗塞や脳梗塞などの緊急性のある病気は、医療機器や技術などの医療体制の問題もあり、総合病院受診が好ましいかと思います。

十分な応急処理が行われた場合でも、薬を飲み続けるだけでは原因はなくなりません。なるべく早めに家の近くの病院に紹介状を書いてもらい、転院するのがお勧めです。

心や体のバランスが整い状態が安定していれば、ある程度時間に余裕をもって診療ができますから、**最初に患者の希望を医師に伝え、お互いに治療に関する目標を設定する**ようにします。病気の予後や治療方法、減薬についての意見を聞きます。

転院早々から減薬をすることは不可能ですが、食事や生活を改めれば減薬も可能な場合があり、一緒になってそこを目指してくれる医師かどうかを確認しましょう。

日々の食事や生活を変えることは、治療の中で地味で一番難しいものです。

手術などは、医師に任せることができるものですが、生活習慣は誰かに任せることができません。1から10まで全部自分でやらなければならないのです。それは非常に大変な作業であり、時間もかかり場合によっては一生かかります。

応急処置専門の、いわゆる急性期病院や大学病院では、生命維持が最優先されますから、生活習慣をじっくり見直していくことは不可能に近いと考えましょう。

食事や生活様式は人生そのものです。心から納得がいかないと変えることはできません。

生活習慣の改善は患者さんの主体性がカギを握ります。ですから、**安心して悩みなどを言える医師を見つけることができれば、減薬は可能**になります。

医師との相性が悪い場合は、減薬はおろか病気治療もうまくいかず、ただ薬だけを飲むだけの治療になってしまいます。

既に、何がしかの薬を飲んでいる人は、自分が今どんな治療を受けているのか、そしてこのままいくとどうなるのかを、考えてみることが大切です。

あなたの生活状況に興味を示す医師を探す

生活習慣病などの薬が必要な場合、日常生活において何らかの理由で心や体に負担がかかっています。ですから血液検査結果などを見るだけでは不十分で、生活そのものを考えていくことが大切になります。

いつも検査結果の話しかしない医師の場合、おそらく頭の中では病名や対症療法しか考えておらず、その原因については興味がないのでしょう。

原因をストレスの一言で片づけ、簡単に「ストレスを溜めないようにしましょう」と言う医師もいますが、ストレスが原因だと言われてもストレス要因は千差万別で家族や友人、隣人、職場の同僚・上司、住環境など非常に多岐にわたります。

また、ストレスに対する抵抗力や対処能力・対処様式も違いますし、ものごとの捉え方や考え方も個人によって全く違います。生活習慣病はこれらのバランスが取れなくなった結果として発症しますから、**治療に当たる際は、薬剤選択のみならず、こうした情報を整理していく必要があります。**

冒頭の男性の場合、ストレスから解放されずつらくなっていたわけですが、このとき、医師が仕事や生活状況に興味を示し、患者さんが抱えるストレスを吐き出させられると、ストレスは幾分か解消されます。ストレスが解消された分だけ、飲酒量も減らすことが可能になるのです。

短い時間でこうした情報を整理し、その上で心や体の病気に当たろうと思うと、まず、患者さんの病気だけでなく、背景にも興味を示す医師の役割がとても大切になります。

また、興味を示すのと同時に、一定の訓練に根差した技術も必要になります。

生活習慣病は心療内科医がお勧め

大学病院の心療内科で研修中に、これほどまでに心理的ストレスが体の病気に影響し、場合によっては蓄積したストレスによって命を落とすという現実を、いやというほど経験しました。

ストレスは軽いうちは良いのですが、蓄積するとついには完全に自分を見失います。周囲がどんなに注意をしても全く聞き耳を持てなくなるのです。

良かれと思っていろんな改善方法を勧めてみても、心がついて行かず、良くなるなどころか自責の念が強くなるばかりです。

こうなると医療機器もまったく効果がなく、何もできなくなります。

薬も効きませんから、ただただ家族の悩みを聞きながら、目の前の命が消えていくのを見守る以外に方法がなくなります。

高血圧や糖尿病などの生活習慣病の場合、若くして命を落とすことは稀です。しかし、生活習慣には心の問題が深く関与しており、改善には時間がかかります。

ストレスと上手に付き合えない限り、対処行動である食事の乱れも持続します。

ですから**生活習慣病を治療中の人で、なかなか状況が改善しない場合は、体だけでなく心の問題も扱っている心療内科を受診する**のも一つの方法です。

心療内科を名乗っているのは、精神科専門医と心療内科専門医になります。

生活習慣病であれば、経歴に内科認定医の資格があるか確認します。記載があれば最低限の内科診療に加え、ストレスの対処もできますから、一度、相談してみると良いかもしれません。

遠隔診療もはじまっている

生活習慣病を診てもらうために家の近所を探してもクリニックがない。頑張って見つけても遠くて行けないこともあると思います。

そんな人にお勧めなのが、遠隔診療というシステムです。これを使えば家に居ながらにして治療を受けられます。

もともと医者がいない村や僻地の医療にために開発されたシステムで、テレビ画面を見ながら診療が行われます。

多少、金額が割高になるようですが、地理的な制約を受けず納得のいく治療が受けられますから、検討してみる価値はあると思います。

他でもない、自分の命のために、あらゆる方法を試してみると良いと思います。

第6章

西洋医学と
自然治癒力

医師の不安と患者の不満

私たちはストレスから身を守るために、さまざまな考え方をして乗り越えようとします。あまりにも強いストレスに曝され続けると、心の中でなかったこととして処理をし、自分を守ることがあります。

このような状況が続くと、次第に自分の状態がよく分からなくなるのです。

自分が何に困っていて、そして何が足りないのかも考えられなくなり、分かるのは何となくの違和感だったり、気分が沈んでつらい感覚だけだったりします。

その結果、わざわざ休みを取って受診したにも関わらず、医師に何を伝えたら良いか分からなくなるのです。

もっとひどいと自分が分からくなっていることすら分からない、つまり**自分が異常であることに気づけなくなってしまうのです。**

脳機能が低下した病気に認知症がありますが、健常者でも程度の差はありますが自分を見失うことはよくあります。この**隠された感情とも言える部分に本音があり、問題が解決するまでは、いくら体の問題が解決しても決して満足することはありません。**

この隠された感情に患者さん自身が気づくには、まず認識している不安や気分の落ち込みなどを改善し、ある程度の心の余裕を持つ必要があるのです。

したがって、いつの間にか溜め込んだ感情に気づくには相当の時間がかかります。隠された感情は、薬を飲んでも決して解決することはありません。

仮に、体の症状は改善されても、心の問題が置き去りにされますから、不満が残るのです。

病気に対する不安や苛立ちの矛先は、食行動の異常や、夜更かしなどの日常生活のリズムを崩すことに繋がります。

こうして生活習慣が乱れ糖尿病や高血圧、高脂血症などを発症しますが、当の本人は、心に何らかのストレスを残したままですから、糖尿病や高血圧と言われても敏感には反応できず、この辺りが、医師と患者の間で最も誤解を生みやすい部分になるのです。

西洋医学的治療法の限界

私たちの病気は、検査でいったいどこまで分かり、どこからが分からないのでしょうか。

日本人男性の4人に1人、女性の6人に1人が罹患すると言われ、がん検診などの対策が取られていますが、治癒率に繋がっていなかったり、毎年健康診断をしていても、がんに侵されてしまったりと、その是非を問う意見も出ています。

1センチの悪性腫瘍の場合、画像で検知されるまでに、10~20年かかると言われ、腫瘍マーカーはがんがあっても反応しない場合もありますから、検査としてとても十分とは言えません。

検査の限界がありますが、それでも見つかる場合もあり、がんで死亡するリスクを20〜50％減らすとも言われるため、健康診断などでは腫瘍マーカーを含めるなど対策が取られています。

健康診断は病気に対する啓蒙にもなりますから有効性はあります。

しかし、**一番問題なのは、検査をしても、それが行動を変えるためのキッカケにはならず、ただ検査を受け数値を見て達成感を覚え、異常が指摘されても何も行動を起こさない**ことにあるのではないかと思われます。

検査によって行動を変えられない最たる理由は、**抱える症状の一部しか判別できないところに**、あるのではないかと思います。

健康診断は自分でお金を払って受ける場合と、会社や行政の補助で受ける場合がありますが、自分が抱える頭痛や腹痛などの不定愁訴、あるいは気分が優れないなどの問題はいくら検査を受けても解決されません。

検査には、症状解決に結びつく情報が少ないという側面と、多くの不定愁訴の背景に心の問題が関与していることがとても多いからです。

不定愁訴は、原因がはっきりせず治療方法もみつかっていませんが、私たちの日常生活に多大な負担をかける疾患です。

日本人の1割もの人が経験しているわけですが、これらの治療方法はなく、また検査でもあきらかな異常が出ないため、大半の症状が慢性化し日常生活がままならなくなると、近くの病院、あるいは大学病院などの総合病院を受診することになります。

さまざまな病気を除外するために、大学病院などの総合病院であればそれぞれの専門科を受診し、異常がないかの診察や検査を受けます。

患者さんによっては、幾つかの科を受診することとなり、その結果、検査が繰り返されますから、最終的に異常なしと診断されるまで数か月かかることもよくあります。

何カ月・何年も症状が持続する身体表現性障がいや自律神経失調症などは、心理的ストレスの関与が考えられ、心療内科に紹介となることがあります。

こうした症状の場合、稀に体の病気が隠れていることもあれば、職場や家庭における人間関係などで精神的に不安定になっていることもあります。

本人がどんなに頑張っても環境的な要因の影響が強すぎる場合、それが改善するまで何とか待って持ちこたえるしか方法がない場合も多いのです。

ストレスと生活習慣病

誰が見ても明らかなように少子高齢化が進んでおり、高騰し続ける医療費により国民の財政への負担も指摘されはじめています。

生活習慣病やがん、そして不定愁訴などに大変多くの医療費が投じられていますが解決に向かわないのは原因の治療になってはいないからではないでしょうか。

心身医学を専門とする立場から問題の原因を考えるとき、**背景に心の問題が隠れており、それが置き去りになっているから**ではないかと思います。

一口に心の問題といってもさまざまな疾患があり、程度もまったく違います。認識されるストレスで苦しんでいる人もいれば、ストレスがあることに気づかないまま苦しんでいる人もいます。

ストレスとは一般的に、何か不快な状態があり、心に悩みを抱えている状態と捉えられていますが、それだけではありません。疲労感が続いたり、排泄が不規則になったりするなど、本来の生活リズムを送れなくなった場合も、ストレスの影響を受けているのです。

難しいのは、病気の背景にある心の問題を、いかにして改善させるかです。

心身医学を学び患者さんの診療に当たっているとき、最も難しく感じるのは、**医師は患者さんのストレスに気が付いても、患者さんにそれをそのまま伝えられない**状況が非常に多いことです。

つらい日常生活に追い込まれるほどの悩みの場合、口に出しづらいなどもあり簡単には口に出せないのです。

状況などからストレスの原因はある程度予測が可能ですが、言いたくないことは、簡単には会話にできません。患者さんが話し出すまでには、信頼関係の構築が必要ですが、非常に時間がかかる場合が多いのです。

特に、不安や気分の落ち込みがある場合、ものごとを悲観的に感じたり捉えたりしますから、信頼関係を作ることは難しく、構築できた時点で心の治療の大半がクリアされたと言えるくらいです。

そして、そこから行動を変えるとなると、更に時間を要することになります。

幸いにして日常生活を見直す気になったとき、十分な食事や睡眠など、日常生活においてて心や体のことを考えて過ごすようになると自然治癒力は回復していきます。するとそれまでとは打って変わって急に病気が治るなど、治療の成果が出るようになるのです。

自然治癒力はどこに？

私たちは日常的に身体を酷使していますから、細胞レベルでは障がいを受けており、一定の確率でがん細胞ができています。ただ、マクロファージ等が貪食してくれるため、がんが増殖することがないわけです。

また、ちょっとした切り傷のときの止血機構など、私たちの恒常性を維持している力が常に働いています。

この力を**自然治癒力**と言います。

体を常に一定の状態で安定させるため、ホルモンや化学物質、自律神経などが協調して働き、体の中で絶妙なバランスをとっています。ストレスがかかった結果として交感神経が優位になると、いつも神経が高ぶり我を忘れて仕事に没頭したり、寝つきが悪くなったりするなど、生活習慣の乱れが出現します。

充分な睡眠が取れなければ、体は修復されません。

また、ストレスがかかることで食欲が落ちてしまいますから、病気に対する抵抗力である自然治癒力が下がっていきます。

心の状態、食事や睡眠など、生活習慣などが自然治癒力に関与しており、抗生剤や抗がん剤などの西洋医学的な対症療法は、食事や睡眠がとれていないと効果が急激に下がります。

維持された自然治癒力があるからこそ、病気治療が可能になるのです。

ですから、自然治癒力を司っている睡眠や食事、心のストレスなどのコントロールがとても重要になります。

とりわけ、心のストレスは大きく関与していますから、対処が必要です。

しかし、数値で表すことはできませんし、患者さんから伝えられない場合もあるため、予測するには注意深く、多くの情報を収集していくことになります。

食事に関して言えば、食事の量や、食事を摂る時間、誰と食べるのか、食事の好き嫌いなど、また活動に関して言えば、仕事の内容、勤務時間、人間関係、仕事の遣り甲斐など挙げだしたらキリがないくらいです。

これらは、一見すると病気治療に関係ありませんが、栄養状態を把握し、消耗する要因を把握することで、自然治癒力を推しはかれるため、とても大切な情報です。診察のたびにこうした情報を一つずつ聞いていくことで、その人となりが浮き彫りになり、治療に対する向きあい方も理解できるようになります。

こうして医師と患者さんの共同作業が可能になります。

自然治癒力を上げるには、排泄や睡眠などの生理機能本来の自然な流れに沿った生活を送ることが、とても大切です。自然の営みとはどうあがいても切り離せません。生理機能を意識する生活をしていると、次第にバランスが取れるようになりますから、それを見守るだけで良くなるのです。

第7章

各症状における薬の減らし方

1）悪性の腫瘍（がん）

今は国民の二人に一人はがんで亡くなると言われています。

少し調べれば、がんの三大療法である手術・放射線・化学療法を駆使しても、治療効果は伸び悩んでいることがわかります。

そんな中、がんに罹患したことが分かれば、毎日不安と恐怖に襲われ、気持ちが不安定になるでしょう。心に余裕がなくなり、冷静にものごとを判断できなくなりますから、適切な治療の選択もできません。

そんなときに、三大療法の良くない情報を聞き、正規の治療を拒否して、いわゆる民間療法のみを選択する人がしばしばいるのです。

確かに、その療法のすべてが無効とは言いません。

しかし、**がんへの恐怖心から、マイナスイメージだけでその治療を拒否することだけは避けるべき**です。

時間がかかっても、自分が信頼できる医師を選び、納得できる治療方法をじっくり考えて選ぶことが大切です。

これに失敗すると、いわゆるがん難民になりかねません。

命がかかっていますからどうしても判断には迷いが生じます。

こういうときこそ担当医師との良好な関係を維持することで、最も有効かつ現実的で、納得のいく治療が受けられるはずです。

医師を選ぶ際は、自分の人生観を理解してくれることが一番大切です。

医師によっても、病気と戦うために最後の最後まで抗がん剤を使う医師もいれば、薬を最小限にして自然治癒力を上げようとする医師もいます。

これは患者自身の生き方の問題ですから、いずれも間違いではありません。

いかに自分らしい治療方法を選べるかなのです。

がん治療では、精神的な安定が治療効果に大きく影響しますから、少しでも快適に治療を受けられることが大切になります。

次に、治療方法を選ぶわけですが、選択は非常に悩ましいものです。がんは、臓器を構成する細胞が、異常に増加してしまう病気です。そこから一つ言えるのは、**ホメオスタシスを維持する自然治癒力が、下がった結果**だということです。

放射線治療や抗がん剤治療は、正常な細胞も含めて死滅させる方法です。このとき、**自然治癒力が完全に落ちていると、治療により命を落とす**ことになります。ですから、**治療に際しては病気の勢い、及び治療方法、そして自然治癒力の状態を常に観察しながら治療を行っていくべき**です。

薬を減らすには、がんの悪化に関与していたと思われる、食事や生活習慣の乱れを整えます。たとえ薬が減らせなかったとしても、眠れるようになったり、気持ちの安定が得られたりするかもしれません。

最近では、がんは食事や飲酒、喫煙などの生活習慣と、密接に関係していると言われています。減塩食や低糖食など、さまざまな方法が試され、少しずつ成果も出ており、中には劇的に良くなる人、治らないまでも、余命よりも随分と長生きされる人も増えているようです。

効果が出ているものに共通するのは、菜食、粗食、低塩食、低糖食などの食事療法に加え、**ものごとを肯定的に捉えるなど、考え方を変えること**です。

症状改善には病期《びょうき》（症状の経過を時期によって分類したもの）などの体の状態に加え、考え方をいかに変えられるかも予後に大きく影響します。

2）血糖値が高い（糖尿病）

糖尿病は国民の2割がなると言われる生活習慣病の代表格です。

進行すると心筋梗塞や脳梗塞、腎不全などの合併症を招くため、食い止めようと多くの薬が開発されています。

血糖値を下げるためには、膵臓から分泌されるインシュリンが必要です。ですから、膵臓を刺激し、インシュリンの分泌を促進させるのが、血糖降下剤の主流です。

しかし、**薬を使って一時的に血糖値が下がりはじめても、長期間使用していれば、次第に膵臓が弱り、やがて薬が効かなくなります。**

そして最終的には、注射によって体外から補充することになるのです。この状態になれば、薬をやめることはとても難しくなります。

最近では、血糖降下剤に糖質制限を加えることで、一定の効果が上がっているようです。

糖質制限とは、糖質を極端に下げ、不足するエネルギー分はタンパク質や脂肪で補うものです。血糖値が上がりにくくなりますから、糖尿病にとって有効です。しかし、

問題なのは消化力がついていけるかどうかです。

タンパク質や脂質に含まれる糖分はそのままの形では吸収できません。消化酵素で分解されてはじめて吸収できるようになります。そのため、消化力が強い人にとっては有効ですが、弱い人にとっては、別の問題が発生する可能性があるのです。

また、無理に食べ続けることで高脂血症、心筋梗塞になってしまうなど、別の問題も懸念されます。

糖質制限を推奨する人の中には「高脂血症は問題ない」と考える人がいますが、一概には言えません。

糖尿病や高脂血症の薬を減らすには、自分の消化力や体力に合わせた食事方法を選ぶことです。

ここで重要なのは、「適切な食事」とは、カロリー計算や栄養素を重視した方法ではないことです（食事に関しては後述します）。「適切な食事」とは、**食べる時間や食**

べた後の心の満足感、活動の充実感などを指標の中心とすることです。

食後の満足感を上げるためには、その日の自分の体調に合わせたメニューにすることが大切です。私たちの体調は刻々と変化し、また消化力も変化します。摂った食事が体の栄養になっていれば、集中力が増し、活動が充実します。

しかし、もし**食後に睡魔に襲われたり、集中できなかったりするのであれば、消化力に合っていない**のです。

こうして食事方法を改善していけば、次第に血糖降下剤の必要性も下がってきます。食事は日々、私たちの命を育むものですから、苦痛があってはなりません。自分の体質や消化力に合わせた食事を、楽しめるようにしていきましょう。

3）血圧が高い（高血圧症）

糖尿病と並んで、生活習慣病の代表格が高血圧です。

「薬を飲みはじめたら一生飲み続けなければならない」

これが定説かのように言われ、それが嫌で血圧の治療を拒み続ける人もいます。

治療薬の主流は、カルシウム拮抗薬ですが、副作用のさまざまな情報が耳に入り、不安や苛立ちを覚えることもあるでしょう。だからといって血圧が高いままにしていると、心臓などの循環器系に負担がかかり、心筋梗塞などの合併症を招きます。

そもそもどうしてそんなに交感神経が優位な状態が続くのでしょうか。それが根本原因ですから、薬を減らし、やめるには、その対策が必要です。

私たちの血管は、血管内皮細胞がきれいに折り重なり、伸縮機能を維持しています。

それは、さながらゴムのようです。

運動時やストレスが溜まったときには、交感神経が優位となって血管が収縮し、睡眠時や食事時などリラックスするときは副交感神経が優位となり血管が拡張します。

自律神経のバランスはその時々にあわせて臨機応変に変化するものですが、忙しい日々や精神的なストレス、苛立ちなど、持続的に交感神経を優位にする原因があると血管の収縮が続き、血圧は上がる傾向になります。

そして、この状態が持続するとやがて血圧が常に高くなるのです。

ですから、**薬を減らすためには、自分がどのような状態にあるのかを知ることが大切です。**

もし、緊張状態が頻繁にあるようであれば、リラックスする練習をはじめましょう。ウォーキングやヨガ、呼吸法など、さまざまな方法がありますから、自分にとって負担の少ない方法を続けることで、次第に血圧が下がりやすくなります。

また、いつも気になってしまうことや心の悩みも、血圧を上げる要因になります。

こういった胸の内も聞いてくれる担当医を探して、一緒に薬を減らしてください。

４）下痢と便秘を繰り返す（過敏性腸症候群）

最近では、脳腸相関など精神的なストレスと腸との密接な関係が明らかになり、腸内環境が私たちの心に、強い影響を与えるのではないかと言われています。

ストレスがかかったとき、人によって心身に出る影響には、個人差があります。胃に出る場合は胃炎や胃潰瘍、腸に出る場合は過敏性腸症候群などがあります。

胃の場合は市販薬もあり、それほど日常生活に影響を及ぼしませんが、腸に出る場合は、時として重大な問題となります。

頻繁に下痢になると常に排泄が気になり、トイレの場所を意識します。通勤もままならず、生活の質に多大な影響が出ます。人によっては気分が鬱々とし、食欲も落ちてしまうでしょう。

ストレスが腹部に出る人は、ものごとを悲観的に捉える癖があったり、不安を感じると身動きが取れなかったりなど、いずれ抗うつ薬や抗不安薬を飲むようになる場合も多くあります。

腸管は筋肉でできています。

ですから、時にはゆっくりと休ませることも大切です。

食事は定期的に摂るようにし、辛いものなどの刺激物、油の多い料理、アルコールを極力控えるようにします。

ある程度、症状に改善が見られたら、トイレの場所を確認しながらでも、なるべく活動範囲を広くしましょう。すると腸管の休息に加え、精神的にもリラックスできますから、次第に症状が消失し減薬ができるようになります。

5）眠れない（不眠症）

眠れない理由は大きくわけて二つあります。

一つ目は**長年の不規則な生活によって自律神経が乱れ、交感神経が優位になっていること**。

二つ目は、**精神的ストレスなどによって神経の活動が収まらない**ことです。

日中にやり残したことや仕事が多く、深夜にまで仕事がずれ込むことが増えてくると、自律神経のバランスが乱れます。するとなかなか睡眠モードになれず、次第に寝つきが悪くなったり、睡眠の質が低下します。

睡眠はただ横になることが目的ではなく、日中酷使した脳神経や身体を休ませるために欠かせない時間であり、病気治療や健康増進にとって最も重要な日常の静的活動です。

この**心身の修復の時間をいかに有効に使うかによって、健康感や幸福感も決まります。**

ガソリンが減ってきたら車が走らないのと同様に、睡眠が減ってきたら心身も機能不全となります。ここに精神的ストレスが加わってくると、ますます眠れなくなります。

薬は、ベンゾジアゼピン系睡眠薬が良く効くため、最も多く使用されています。ただ、**薬の効果は高いですが、日常生活を見直すことなく、睡眠導入剤を使い続けていると依存症になってしまいます。**

ですから、活動過多など生活リズムの問題があれば、可能な限り活動と休息のバランスを意識した生活を送りましょう。

一時間おきに小休止を入れてストレッチや散歩をしたり、瞑想（１８６ページ参照）をしたりするのも良いでしょう。許された環境の中で、積極的に休息を入れることを考えます。

このように睡眠や休息を強く意識した日々を送っていると、精神的にも落ち着くようになりますから、薬に依存することなく断薬することができます。

６）疲労感・倦怠感（自律神経失調症）

疲労感は、精神的・肉体的ストレスがかかった場合に起こり、倦怠感はすべての疾患にみられる不快な感覚として表現されます。

一般的に、生理的疲労感は十分な休養によって回復しますが、**病的疲労感は休息を取っても改善しない**ため注意が必要です。

身体的な疲労が重なると仕事の能率が落ち、ミスが増え、できていたはずのことができなくなると、次第に気持ちも不安定になります。慢性疲労を訴える患者さんの60～80％は、うつや不安などの精神疾患の関与が疑われるのです。

不規則な生活や精神的ストレスが続くと、自律神経のバランスが崩れやすくなります。

自律神経である、交感神経と副交感神経は、本来、場面に合わせて絶妙なバランスが取られています。交感神経は、身の危険が迫っているときに優位になり、副交感神経は、食事や眠るときなどに優位になるものです。

しかし、バランスが崩れてしまうと、体を動かしたときや緊張が続いている交感神経優位のときに、急に副交感神経が優位になって、めまいやフラッキが起きたり、汗をかいたりするなど、仕事や日常生活にも支障をきたしてしまうのです。

治療は、過度な緊張をほぐすために抗不安薬（場合によっては抗うつ薬）が処方されますが、治療効果はそれ程よくありません。

自律神経のバランスが悪いということは、自然治癒力が下がっているということであり、どの薬も大変効きづらい状況なのです。

このようなときは、規則正しい生活を可能な限り意識しましょう。なるべく早寝を心がけ、消化に良い食べ物を摂ります。

誰でも不規則な生活をしていると自律神経失調症になり得ますが、体が冷えやすかったり、体力がなかったりすると、不規則な生活による影響が出やすくなります。

体力不足にともない気力も途切れがちですから、担当医に励ましてもらいながら、根気強く続けることが大切です。

7）気分が沈む（うつ病）

うつ病は、元来真面目な人に多いのですが、気分が落ち込んでいても、周囲に迷惑をかけたくないとの思いから頑張り続けてしまいます。気力と体力のギリギリまで頑張り続け、気づいたときにはうつ病になっている。

受診までの時間がかかるほど治療も長くなり、薬が必要になる場合が多くなります。

抗うつ薬の主流はSSRIで、内服2週間頃より徐々に効きはじめます。状況に応じて抗不安薬や睡眠導入剤も使用されるのが一般的です。

抗うつ薬など、向精神薬（精神疾患の薬）にはさまざまな種類がありますが、多少の違いこそあれ大差はありません。

治療経過を最も左右するのは、抗うつ薬を内服している期間に、いかに心身の休息を確保するかです。

身体的な疲労を取るための職場の環境調整に加え、心理的なストレスや思い込みなどを軽減する必要があります。

受診を機に環境調整ができれば、薬も早期に減薬することが可能になりますが、さまざまな事情によって環境調整が難しいと、薬の内服が長引くことになります。

疲弊していると、ストレスを跳ね除ける力がなく、できない自分を必要以上に過小評価をしてしまい、気分が一向に晴れません。**うつ病と診断を受け治療がはじまった**

ら、休息を最優先にするため、家族や同僚の助けを積極的に得るようにしましょう。まじめで責任感が強い人にとって、人に頼ることは最も難しいことかもしれませんが、とても大切なことです。

食事や夜間の十分な睡眠が得られると、次第に食欲や興味などの意欲が出てきます。治療の初期は症状も一進一退を繰り返しますが、必要以上に不安がらず、必ず良くなると信じて、しっかり休息を取り続けましょう。

減薬をはじめるタイミングは、気持ちの余裕が出て、ちょっとしたストレスも跳ね除けられ、影響を受けなくなったときであり、少しずつ時間をかけて減らします。抗うつ薬や抗不安薬などは、外的刺激から心を守るように働いています。GABAなどの分泌も落ちている可能性がありますから、減らすタイミングはよく考える必要があるでしょう。

8）老年期の気の重さ（老年期うつ病）

60歳を過ぎると体力的な衰え、定年退職など、さまざまな変化が訪れます。身体に鞭を打ちながらはげんできた仕事がなくなると、まるで体の一部をなくしたかのような喪失感を覚えます。

また、仕事ばかりで人付き合いにも慣れていないと、新たな交友関係をつくることに抵抗を覚えます。加えて、体力も低下していますから、選択の範囲が限られ気分転換にも一苦労します。

すると、その喪失感や環境の変化から一気に落ち込み、うつ病や認知症を発症する人がいるのです。

老年期のうつ病は、特に、**こだわりが強い人に多く発症**します。家族に付き添われて来院したときには、ぼうぜんとしていて、口数が少なく診断に迷う場合もしばしばです。

高齢者の場合、向精神薬が効きすぎることがあり、薬の副作用による転倒の危険性もあるため、より慎重に処方することになります。

治療経過も通常のうつ病と異なり、休息をしていれば症状が改善するわけではなく、**喪失感へのケアが最も大切です。**心の内にある寂しさを、家族や友人、ペットなどとの触れ合いで癒すことが大変重要です。

一緒にいることで気持ちが安らげば、その分、薬も少量ですむ可能性はあります。

何もしていないと「自分は社会から必要とされていない」といった感覚を抱くかもしれません。しかし、実際にはその逆です。

確かに体力は落ちているかもしれませんが、生きる知恵は蓄積されています。それを後世に伝えるだけでも大変意義深く、必要としている人がたくさんいるはずです。

うまく繋がれば、新たな生き甲斐を見つけられます。

生き甲斐を見つけられると、沈んだ気持ちも自然と持ち上がり、うつ病の治癒に繋がります。

9）理由のない不安（不安神経症）

不安は、私達にとって危険を察知し、安全に生きていくために、なくてはならない感覚です。

不安がなければ、後先考えず、場当たり的な人生を送ることになりますから、時に危険な状態に陥ります。**不安そのものは大切な感情と言えますが、不安が過度になると、今度は日常生活もままならなくなります。**

幼少の頃から不安になりやすい人の場合、治療に際しては薬よりも安定した人間関係が最も大切になります。

不安が強くなると、他人の視線や言動がとても気になるようになり、医師にも素直な気持ちを言えなくなります。**安心して質問できるなど、信頼できる医師とじっくり治療を進めてください。**この関係が作れれば、治療の半分は終わったと言えます。

一時的に不安が高まることがあったとしても、信頼関係さえあれば、いずれ精神的に落ち着くようになります。

不安が強い場合、心の緊張が体にも伝わり、肩や背中が張ったり、不安で情緒不安定になったりすることもあります。

日常生活が大きく障害を受けるときは、ベンゾジアゼピン系抗不安薬は効果があります。ただ、ベンゾジアゼピンには、依存の問題があるため、できる限り早期に薬を中止するべきです。

方法としては、**夜の十分な睡眠を確保して気持ちの安定をはかります。**不安があると寝つきが悪くなりますが、そうしたときは、無理に寝なくても部屋を暗くしてベッドで横になっていることがお勧めです。

こうした日々を送っていると、次第に心に余裕が出てきますから抗不安薬の減量が可能になってきます。

10）気分の波が収まらない（双極Ⅱ型障害）

気分がいいときは高揚感に包まれ、活動に熱中するあまり睡眠時間を削っても支障なく日中も活発に動いてしまいます。しかし突然、直前までの高揚感が嘘のように気分が沈み何もやる気が出ず、その落差で押しつぶされそうになります。

これは、**気分が高揚していたときに、自分が実際に持っている力以上のものを、無理をして出している**からです。

この疲弊感が長く続き、薬がやめられなくなる人もいます。

気分が沈んで薬を飲みだした時点で、躁うつ病の診断がつくのは稀です。気分の上がり下がりを何度も繰り返し、はじめて診断されるため、その間は気分の上下に何年も悩まされる人が多くいます。

双極性障害は、もともと体力がある人に見られます。

創造性が高く、常に新しいものにチャレンジすることを好み、目標を達成しても決して満足することはなく、新たな目標を目指すことを望みます。

このため、目標の設定の仕方によっては、目標が叶えられないときもあり、その場合、極度の疲れが押し寄せます。

疲弊していても、過去に上手くできていた印象がとても強いため、現状を受け入れるのは簡単ではありません。目標をクリアできないことで無能感にさいなまれ、精神的に追い詰められます。

こうした気分の上下で困ったときに処方されるのが、気分安定薬と言われる薬です。気分が上がったときは、調子がいいと感じるため、なかなか薬を飲むことに納得できません。成果が出て楽しめるときに、それを妨げるような薬を飲みたくないからです。

気分の上昇の後には、必ず落ち込みがやってきますから、何としても気分を落ちつけることが大切です。

気分安定薬と同時に、双極性障害の特徴をしっかりと学び、過度な活動に従事しないよう、ほどよいところで終える練習することが必要です。それなしに、気分安定薬だけを飲んでいても、症状の改善は見込めません。

薬をやめるためには、**普段からあまり遠い目標を立てず、一日単位で予定をクリアし、振り返る**ようにします。そして、できてもできなくても、一日活動した自分をほめてあげましょう。

双極性障害には気分安定薬が使用され、診断を受けると一生薬を使わなければならないとも言われますが、必ずしもそうではありません。

活動過多の時期をうまくコントロールできれば、減薬の可能性はあります。

しかし、仕事などの環境的要因が強いと、無理をする環境が整ってしまうため、薬が一生続くこととなります。

自分の思いと活動の折り合いを、いかにつけるかによっては、減薬が可能になると心得てください。

11）環境についていけない（適応障害）

職場に近づくと急に吐き気や腹痛などの症状が出るが、帰宅すると通常に戻る人がいます。症状は次第に強くなり、職場にいるだけで涙が出てくるようになったり、気分が沈んでしまったりします。

適応障害の原因はさまざまですが、普段は大丈夫でもある特別な環境になると症状が出る疾患であり、本来は向精神薬の効果があまり望めない疾患です。

放っておくと、時にうつ病に移行してしまうため、早めの対処が必要です。

しかし、真面目な人が多く、同僚への配慮などから仕事を休めず頑張り続けます。

会社に向かうと途端に腹痛や頭痛がしたり、気分が落ちこんだりするようになった段階で、受診を考える人が多くいます。

一日中、緊張が続き休息がとれなくなっていますから、強制的にリラックスモードに入るため、必要に応じてベンゾジアゼピン系の抗不安薬などを使用します。

また、無理がたたり適応障害からうつ病を発症してしまうときは、ＳＳＲＩなどの抗うつ薬なども使用します。

適応障害となる理由は、頑張りすぎてしまうなど本人の問題もあれば、仕事の過負荷など外的要因が原因である場合があります。

いずれにしても、自分の体力以上の努力をし続けた結果として疲弊してしまうことが原因ですから、休職となったら活動と休息のバランスをもう一度考え直すことが大切です。

頑張りすぎる傾向のある方の場合、慢性的に交感神経が優位になっており、心身の緊張が持続していますから、休んでいるつもりでも、頭はずっと活動し続け、休まりづらい状況となっています。

ある程度心も体も休まったら、忘れていた感覚を思い出すためにも、生活リズムを大切にします。

日中は疲れが蓄積しない程度に活動をし、食事は定時に一日3回摂取、夜は10時までに床につくようにします。

こうして生活リズムができ、体調も改善してきたら、それを維持できるよう復職後の働き方を考えましょう。

自分にとって仕事とは何なのか、うつ病になってまでやる価値がどれほどあるのか。真剣に考えた結果、もし転職が良いと思ったら勇気をもって実行に移します。日々をある程度、余裕をもって生活できるよう、考え方も見直しながら転職をすると、服薬は必要なくなります。

12）全身が死ぬほど痛む（線維筋痛症）

ある日、突然、何の前触れもなく体が痛くなる病気があります。痛みは全身に広がりますが、表面上は何の異常もありません。痛みのために夜も眠れず、仕事もままならなくなります。明らかな炎症もないため、西洋医学的な痛み止めなども効きづらく、痛みのために休職に追い込まれるケースもあります。

線維筋痛症を患っている人は、全国に200万人いると言われていますが、原因は現在のところ明らかになっておらず、特効薬は見つかっていません。仮説として、もともとこの病気の素因を持った人に身体的・精神的ストレスが加わるとき、痛み刺激の伝達路の過剰興奮が起こるとされ、過剰興奮を抑える薬剤や痛みを抑える経路の機能を高める薬剤などが使用されます。

薬剤には抗うつ薬や、痛みがひどいときは麻薬成分を含むものまで必要になります。この病気が一番難しいのは、ある日突然痛みが発症するので、周囲から理解を得ることが難しいところです。

職場だけでなく家族にまでも仮病ではないかと疑われる場合もあり、痛みや孤独に苛まれ鬱々とすることもあります。中には、痛みのために退職を余儀なくされるため、病気を機にうつ病を発症してしまうこともあるのです。

体を極力冷やさないようにしつつ、体表面を柔らかくさすってあげることが有効です。

第8章

薬をやめるための7ステップ

薬を飲み続ける苦痛からの脱出法

冒頭にも書きましたが、本書は患者さん不在の現代医療を、擁護するものではありませんし、いたずらに西洋医学を否定するわけでもありません。

医師の多くは、患者さんが健康を願っていますし、そのために寝食を犠牲にしています。

私は、医者と患者さんが、お互いにもう少し歩み寄れないものかと思っていますが、**歩み寄れない原因に、気持ちのすれ違いがあるのではないか**と考えます。

内科・心療内科専門医として、東洋医学であるアーユルヴェーダを取り入れていくと、これまでとは違う現実が見えていきます。

ステップ1~7は、アーユルヴェーダや心身医学の背景を元に、日常診療で行っている方法を解説しています。聞きなれないカタカナ表記が出てきますので、ここでごく簡単に説明し、詳細は9章にゆずります。

アーユルヴェーダでは私達の心と体が三つのエネルギーで出来ていると説明しています。**風の質をもつヴァータ、火の質をもつピッタ、水の質をもつカパ**です。また**エネルギーのことをドーシャ**と言います。本章ではそれぞれ、風の質（ヴァータ）、火の質（ピッタ）、水の質（カパ）、エネルギー（ドーシャ）と表記します。

わかりにくく感じる用語は読み飛ばしていただいても構いません。自身に関係があるところは、じっくり時間をかけてでも読んでみてください。

減薬・断薬のヒントを、解説しています。

ステップ1　医師コミュニケーション：関係を構築する

薬を飲まざるを得ない状況の人にとって、薬をやめるということは、とてつもなく大変です。

薬を飲むに至った経緯は人それぞれで、外傷など不慮の事故は別として、その大半が食事や生活の乱れに伴う生活習慣病です。薬を飲めば、すぐに数値は下がりますが、原因である生活習慣そのものを変えようと思うと、数か月あるいは数年の年月がかかる場合もしばしばです。

日々の生活のすべてを医師がとって変わることはできませんから、**患者さんの主体性が治療の鍵**になります。

こと生活習慣病に関しては、何ができていて何ができていないのか、足りないものは何なのかを、医師に伝えることが重要です。

生活習慣病の治療の主体者は患者さんであり、医師は脇役で、言わば伴走者のごとく半歩前を走り続けながら見守るだけです。

盲目の人がたった一人でマラソンを走りぬくのは、余りにも心細いものです。路面の状況も分からなければ給水所の場所も分かりません。厳しいコースになればなるほど、走りぬくためには、自分を理解し、誘導してくれる伴走者が不可欠になります。

生活習慣病というマラソンを走りぬくのなら、心身医療に理解のある医師と共同で生活習慣を改善するための道を、一歩ずつ進んでいくことが大切です。

ステップ2 状態を把握：staging（身体能力・精神状態）

良好な関係を築きながら、具体的に薬剤をどのように減らすかを話し合います。その際の前提として、何らかの不調や体の病気があるということは、メンテナンス不良であり、一時的な機能障害の場合もあれば、修理が必要な場合もあることを理解しなければなりません。

メンテナンスを怠れば、必ず体のどこかに故障が生じて薬が必要になりますし、それでもメンテナンスを怠るようであれば一生、薬のお世話になることになります。

病気は一日にしてできることはなく、徐々に進行するものです。

薬を減らすために最も大切なのは、エネルギーのバランスを考えることです。

食事や生活の乱れ、精神的ストレスなどの外的要因と本来持っているべき自然治癒力のバランスで、外的要因が強ければ全身倦怠感や体の痛み、気分の落ち込みが現れます。こうした症状が持続しているときは、原因が消失しておらず自然治癒力が弱まっている状態です。

万が一この時期に薬をやめれば症状が悪化するばかりですから注意が必要です。まずは、薬を使ってでも症状を安定させましょう。

自然治癒力を上げるべく休息をしっかり取るなど、生活に気をつけていると、体の各種症状が消えるだけでなく、精神的にも肉体的にも余裕が出てきます。心は穏やかになり、体力も出てくるときは自然治癒力が活性化された状態を意味しますから、このときに主治医と相談して薬を少しずつ減らしてみると良いでしょう。

その際は、血液検査など具体的な指標を共通の目標としておくと行動変容の動機となりますし、安全に減薬できます。

こうした減薬の過程で有効になるのが、**アーユルヴェーダの病態理解**です。

アーユルヴェーダでは生理機能を、病態から6段階に分類し、問診や脈診などの診察から状況を推しはかり対策を考えます。

自然治癒力の量を見ることで、現状維持で問題ないのか、あるいは対策を打たなければいずれ病気になるのかなどの予想もつきますから、患者さんにとっても、また医師にとっても非常に有効な方法になります。

脈診を習いはじめた当初は、なぜそれが可能なのか、どの程度の確実性があるのか、半信半疑のところもありました。

しかし、15年近く脈診を使って診療してきた中で、確実に言えることがあります。

それは、**脈診であれば、最も重要な、本来の自然治癒力が戻ってきているのか、減っているのかを、確実に知ることができる**ということです。

患者さんからの信頼も得られ、病気治療を「共同作業」にでき、患者さんの治療のモチベーションも上がります。

stage Ⅰ

食事や生活の乱れにより余分なエネルギーが蓄積しはじめる

例 頭がボーっとする

stage Ⅱ

余分なエネルギーの乱れが悪化し、食事・生活習慣の悪化時に他の領域まで広がり影響を出すようになる

例 頭痛がしたり、便秘や下痢をしたりする

stage Ⅲ

常時、他の生理機能に影響を及ぼすようになる

例 弱いストレス負荷が加わったときでも、頭痛や肩こりに加え、下痢や便秘が出る

stage Ⅳ

エネルギーの乱れが定着し臓器レベルにまで影響が及ぶ

例 緊張性頭痛に加え、過敏性腸症候群と名がつくほど、症状が定着

stage Ⅴ **臓器レベルでもエネルギーの乱れが定着し、器質的疾患が出る**

例 他の臓器にも何がしかの影響を及ぼし、頭痛や過敏性腸症候群の症状のみならず、骨粗しょう症など他の疾患も出現します

stage Ⅵ **臓器の破壊が進み、自然治癒力だけでは症状の改善は不可能**

ステップ3 体力の充実を図る：十分な休息

メンテナンスが行き届いていれば、故障はせずに済んだはずですが、それが不十分ですと何らかの体調不良が出てきます。

20代くらいまでは代謝も盛んで一晩寝れば疲れが取れるなど、体力的にも余裕があります。しかし、年齢を重ねると徐々に疲れが抜けづらいと感じることが出てきます。

このときに、これまでの食事や生活の乱れを正すことができれば、快適な人生を送れることになります。

ただし、運悪く自身の体調の変化に気づけず、それまでと同様の無理を続けると、心や体のバランスを崩し、苦労の絶えない人生を送ることになります。

疲れが抜けづらくなったというのは、明らかに体力の変化を示す症状ですから、微調整が必要です。

このとき、多少イライラしやすくなる人から、疲れが抜けなくなる人、頭痛や腹痛、気分の落ち込みを認めるようになる人までさまざまです。

前者であれば、早寝など日常生活の調整で済みますが、後者の場合、日常生活の調整に加え、食べ物の代謝に異常が疑われ、そちらも正していく必要がありますから、時間がかかります。

これらは、持っていた体力などの内的要因と、職場などの外的要因との関係で決まってきます。

何がしかの症状が出ているということは、それだけ生理機能に負担がかかっているということであり、その分、メンテナンスに時間がかかります。

メンテナンスの目安は、朝起きたときに疲れがある程度抜けており、立てた予定をある程度こなし、一日の終わりに充実感を覚えられる状態です。

到底無理だという人もいるかと思いますが、一日の正常な生理機能の流れから考えた場合、現実的な目標であるはずです。

夜間の睡眠は、私たちの生理機能を健康的に維持するために、ホルモンなどが働きます。

目覚めたときに体の不調を感じるということは、夜間の新陳代謝に異常があるということであり、ホルモンなどの材料を作り出す食事・消化・吸収に問題があるということになります。

ステップ4　活動と休息：バランスを整える

当然のことながら、病気治療にも、日常的な活動にも体力が必要です。まずは、十分に体力を蓄積し、自然治癒力を上げることを考えましょう。

この過程は、それまでの心身への負担の度合いと、その人がもともと持っている体力とのバランスで決まります。

早い人で数週間、遅い人で数か月から数年以上かかる場合もあります。

充分に体力や自然治癒力がついてきたら、次はその使い方が重要になります。

持っている体力を10としたとき、7、8までに留め、残りは明日のための修復に回すくらいの感覚を目指しましょう。

代謝が盛んなときは、少々無理をしても夜間の睡眠の間に、充分回復してくれますから安心ですが、年齢を経て新陳代謝に変化が出てくると戻りづらくなります。体力には個人差があり、無理をするとさまざまな症状となって現れます。

運動性や軽快性が強い人「風の質（ヴァータ）」は、体力がそれ程なく心も動きすぎると心が不安定になる傾向を持ちます。多弁になったり、活動に一貫性がかけギクシャクし出したら無理をしている証拠です。

情熱的で創造的な人「火の質（ピッタ）」は運動性や軽快性が強い人（「風の質」の人）よりは体力がありますが、創造性が強く次から次へと新しいことに挑戦します。どこかで体力の限界を超えると苛立ちが出てきます。慢性的に苛立ちが出てきたら無理をしている証拠です。

安定的で平和的な人「水の質（カパ）」はいつも穏やかで安定を好みます。体力は十分にあり一度決めたことはやり抜く忍耐力を持ちます。

一方で、安定を好むあまり、知らず知らずのうちに変化することを避けます。毎日変化がなく、ものごとに対する興味が薄れてきたら、体質が乱れてきた証拠です。

このように、体力や思考、ものごとの捉え方が大きく違いますから、**自分の体質や体力に合わせて休息と活動のバランスをとっていくことが大切**になります。

運動性や軽快性が強い人は、規則正しい日々を、情熱的で創造的な人は結果ではなく過程を、安定的で平和的な人は日々の新鮮さを大切にしていくと、その人らしい満足のいく日々を送ることができるようになります。

ステップ5　食事療法：純粋な食事を摂る

食事療法というと、何かと面倒な印象があるかもしれません。一般的に行われている食事療法は、体の構成成分や生化学的な見地から、必要な栄養源を計算し、一日に摂るべき食べ物を決定していきます。

体調が悪く口から物が食べられないときは、脱水や電解質バランスが崩れ生命に危険が及びます。このとき、栄養成分を計算して点滴などから投与することで、命を繋ぐことができますからとても有効です。しかし、食事療法となると食の好みの問題が出てきて、途端に困難なものになります。

食事は私たちの命を作るものですから、喜びをもって感謝して食べるべきですが、食べたくない物を食べるときは、喜びとは程遠いものになりがちです。

ダイエットなどの目標があるときは、それが動機になるわけですが、食そのものを楽しむことは容易ではありません。

生活習慣を変え、薬の内服を中止するには、とても長い時間がかかりますから、**「美味しく感じるものを好きなだけ食べる」ことがとても大切**になります。

そんなことが本当に可能なのか？　きっと読者の皆さんはそう思われたと思います。

結論から言うと、アーユルヴェーダの食事療法なら可能です。

アーユルヴェーダの食事療法は、何よりも食べた人の満足感を大切にします。

エネルギー（ドーシャ）のバランスや消化力・未消化物の状態を考慮に入れ、そのとき摂るべき食事を考えていきます。

私たちは乱れたエネルギーのバランスが整うとき、必ず安心感や満足感を伴います。

一口一口に満足感を伴うと食事量も過度に多くなることなく、満足を得たところで自然に食欲が収まります。

食事療法を開始してしばらくは、自分の本来の状態を見失っていると考え、自分の味覚や好みは一旦脇に置き、担当医と相談しつつ血液検査など最低限の検査で状況を把握しながら、自然治癒力が増えるものを積極的に摂取しましょう。自然治癒力が増えるとき、必ずエネルギーのバランスが整うので満足感も得られます。

最初の内は、味気なかったり、物足りなかったりする可能性もありますが、1か月もすればその味に慣れ、好むようになります。

食べれば食べるほど、エネルギーのバランスが整いますから、あとは自身のエネルギーの状態や、消化力に合わせた食事を摂るだけです。

私たちは、本来そのとき何を食べるべきかを知っています。その内なる声に従えば良いだけなのです（155ページ参照）。

こうしたプロセスを経ていくと、自然と自分の状態がわかるようになり、摂るべき食事も分かりますから、喜びを持って自身の生命を育んでいくことができます。

ステップ6 心の静けさを育む：心身共にリラックス

さて、心身のメンテナンスを終え、体力や自然治癒力が十分になってきたら、限られた一生をいかに「快適」かつ「有意義」に暮らすかを考えていきます。

快適な暮らしはエネルギーのバランスの乱れを整えるように食事や生活を整えることで予想以上に簡単に得られますが、有意義な人生にするにはもう一工夫が必要になります。

エネルギーのバランスは食事や生活だけでなく、精神状態の影響や果ては天候などの影響を受け、それが心や体に反映されますから、本来の自分を見失いやすいのです。

「食べたいものはこれ」「やりたいことはこれ」と分かっているつもりでも、実は、エネルギーのバランスが乱れているためにそう感じただけということが本当に多いです。

食欲や睡眠欲などは、原始的な欲求ですが、何をどう食べるべきか、いつ寝るのが良いのか、などの情報に流されていると、いつのまにか、あってあたり前の欲求にすら気づけなくなります。

私たちには知性（「知性」については155ページ参照）がありますから、今何をすべきか、何を食べるべきかなどは常に分かっており、疲れが溜まっていたり、疲労がたたって体が痛んでいるときなどは、自然に休息をとる欲求が出るはずですが、忙しさなどから自分の欲求に従えない状態が続くと、次第に知性の声が分からなくなります。

知性に気づくには、心が常に穏やかでさまざまな刺激に飲み込まれない状態を維持する必要があります。

これは心身共にリラックスした状態ですが、それを超えて自身のさまざまな想念に気づいている状態です。

「心の静けさ」は訓練をしないと得られず、一朝一夕ではいきませんが、静寂を得ることで自分らしい有意義な人生が手に入りますから、余力のある人は是非、挑戦してください。

方法としては、瞑想やヨガ、座禅などがあります、自分に最も合った方法を選び、続けていくことで静寂や心の平安が必ず得られます。

ステップ７　生き甲斐：創造する

習慣的に心の静寂を得るようになってきたら、以前にも増して快適で有意義な生活が送れるようになってきているはずです。

自分の本質が分かってくると、自ずと人生観も変わってくると思います。生きている限り、私たちの欲求に際限はありませんから、心の静寂を保ちつつ生き甲斐を追い求めて行きましょう。

日々に生き甲斐を感じるとき、心だけでなく体も労われますから、自ずと生活習慣も知性の流れに沿ったものとなっていきます。

第9章

代替医療について

生命の神秘の可能性を閉じる

生まれたばかりの赤ん坊は何とも言えずかわいらしいものです。適切な睡眠と食事の代わりのミルク、そして十分な愛情をかけていくと自然に成長していきます。どのように心や身体を作っていくかを教わっていなくても、自然に育っていくのです。その奇跡とも言える生命の営みは、何によって支えられているか、どのようなメカニズムが働いているかは、誰も分かっていません。

それはまさに、自然の神秘であり人智を超えています。

現代医学では、この生命の神秘を何とか解明しようと、身体を細分化して研究しています。

精神的ストレスで胃が痛いとき、胃の解剖学や病理学を学び、胃酸が多すぎていれば胃酸を抑える薬で対処します。このとき、心のことを考慮に入れなければ精神的ストレスが持続しますから、胃酸を抑える薬をやめることができません。

これは一つの例ですが、私たちの体全体が繋がっているため、一部を治しても病気がなくなることはありません。**常に体全体のバランスを整えることが必要なのです。**

夜は寝ることで、体を修復するためにホルモンの分泌が行われ、適切に食べなければ健康で長生きはできない、これは周知の事実です。しかし、忙しい日々を送っているとどうしても夜更かしをしたり、食事が疎かになったり、神経系を酷使したりしてしまいます。

適切な休息を取らず活動ばかりしていると体を修復できませんから、私たちに本来備わっているはずの自然治癒力は次第に弱くなっていきます。

現代は忙しく、ともするといつも戦闘モードになります。自然に触れる機会や気が休まる機会も減っていますから、**意識的に活動と休息のバランスを心掛けなければ健康ではいられない**環境になっているのです。

西洋医学には生命全体のバランスを整えるという発想がありませんが、インド伝承医学であるアーユルヴェーダにはそれがあります。

心と体と環境のバランスをいかにとるかなど環境との共存、健康な暮らしに関する情報の宝庫です。

アーユルヴェーダは太古の昔にインドで発祥しました。

生命の科学と呼ばれるアーユルヴェーダですが、そこには**自然環境との共存の仕方**が書いてあります。環境が違う現代に直接応用することが困難なものもあれば、直接利用可能な知識まであるのです。

私が学んだのは散逸したアーユルヴェーダの知識を現代物理学者が中心となって再編纂したマハリシアーユルヴェーダです。

アーユルヴェーダには独特の捉え方があり現代に直接応用することが難しい部分もありますが、物理学的研鑽が入ったことで現代医学に照らしあわせても矛盾が生じないものとなっています。

自然治癒力と知性

自然治癒力を担うのは私たちに備わる「知性」です。

マハリシアーユルヴェーダにおいて、知性とは「私たちの生命を含むあらゆる現象を、調和と秩序を保ちながら育む自然界に存在する力」と定義されています。


自然によってつくり出されているものは、本来、完全な調和を持っています。

その**完全な調和を創り出す力が「知性」**です。

私たちの体を構成する細胞は、細かく見ていくと、「量子」「素粒子」という、物理学の世界に到達します。この超微細な物理学の世界に成り立つ「知性」を基盤に、私たちは、完全な調和と秩序で息づいているのです。

ヒトは、母親の胎内で受精卵から生命体を創り上げます。臓器や、自らエネルギーをつくり出すシステムを完成させ、体を成長・維持させます。この調和された、成長というメカニズムこそ、まさに「知性」が脈々と息づいている証拠です。

この**「知性」が完全な形で私たちの生命を育み続けるとき、私たちは病気になることはなく、常に健康で喜びに満ちた人生**を送れます。

マハリシアーユルヴェーダでは、心や体そして環境を構成しているエネルギーをドーシャと言い、「風の質（ヴァータ）」「火の質（ピッタ）」「水の質（カパ）」に細分化されます。

物質世界の最小単位は「知性（宇宙や自然を育む調和的な力や情報）」の場の揺らいだときにできると言われています。

知性の場が揺らぐとき、**五つの要素（「空」「風」「火」「水」「地」）**となって現れ、この**五つの要素が物質の最小単位**であると説いています。

アーユルヴェーダでは五つの要素は三つに集約され、地と水を合わせて「カパ」、火と水を合わせて「ピッタ」、風と空を合わせて「ヴァータ」です。

誰もが、ドーシャの特定のバランスをもって生まれ、それは、体質や個性と呼ばれています。

私たちの本質に触れる

薬が要らない健康的な生活を送るには自分の性格や生理機能について深く知る必要があります。

アーユルヴェーダでは**三つのエネルギーが完全にバランスしている状態を「プラクリティ」と呼び、私たちの本質を指します。**

ＤＮＡという遺伝情報システムをエネルギーバランス（ドーシャ）理論に適合して考えてみると、形、大きさ、重さ、硬さといった構造的な要素を作り上げているのが「カパ」、その物が何をするものなのか、どのような働きをするのかといった機能的な要素を作り上げているのが「ヴァータ」、それがどのように動くかというメカニズム、どうやってエネルギーを作り出しているのかといった変換の要素が「ピッタ」になります。

私たちの心や体はこの三つのエネルギーのバランスによって作られており、バランスが完全に取れているとき、私たちは至福の人生を生きます。

三つのドーシャは性格や顔かたち、体型、動作に反映され身体的特徴・精神的特徴・行動面の特徴を形成します。

風の質(ヴァータ)が与える身の特徴

身体的特徴:細身、彫が浅い、乾燥肌、低いスタミナ、便秘気味、不定期な食欲

精神的特徴:明るくて快活、興奮しやすい、気分の変調、浅く早い理解力、不安・心配事が多い、変化を好む

行動面の特徴:素早い動作、一気に動く傾向、熱中しやすい、歩くのが早い、不眠傾向、不規則な行動

火の質(ピッタ)が与える心身の特徴

身体的特徴:中肉中背、赤ら顔、そばかす、喉の乾き、強い空腹感、下痢傾向、中等度の持久力

精神的特徴:進取の気質、鋭い知力、苛立ち、チャレンジ精神、規律的傾向、豊

かな満足感

行動面の特徴：正確な行動、闘争・攻撃傾向、熱中しやすい、確固とした足取り、指揮をとる傾向、規則正しい食事

●水の質（カパ）が与える心身の特徴

身体的特徴：大柄・太め、彫が深い、油性の肌、優れた持久力、持久性・安定性、ゆっくりな消化

精神的特徴：深い愛情、穏やかな気質、安定した性格、深く遅い理解力、強い所有力、執着する傾向

行動面の特徴：ゆっくりとした動作、ものを貯める傾向、持続的な活動、歩くのが遅い、過眠傾向、落ち着いた行動

本質を乱す要因

体のエネルギーのバランスが乱れると、本来の状態から逸脱し生理機能が乱れやがて心身の病気になります。風の質が乱れたときは痛みや麻痺に関係し、火の質が乱れたときは炎症に、水の質は乱れたときは粘液の異常に関係します。

●風の質（ヴァータ）が乱れたときの症状や病気

高血圧、不眠症、便秘、頭痛、関節の変性・痛み、乾燥肌、しゃっくり、割れやすい爪、体の麻痺、こむら返り、声の枯れ

●火の質（ピッタ）が乱れたときの症状や病気

胃炎・胃潰瘍、湿疹・蕁麻疹、体の灼熱感、出血傾向、黄疸、前立腺炎、咽頭炎、目の病気、ヘルペス、頭髪の減少、過度の喉の乾き

●水の質（カパ）が乱れたときの症状や病気

花粉症、副鼻腔疾患、アレルギー性鼻炎、鼻づまり、気管支喘息、糖尿病、痛風、高脂血症、油肌、消化不良、肥満

エネルギーのバランスに影響を与える要因としては大別すると「環境」「食事」「行動」「意識状態」になります。

「環境」に天候、季節、天気、時間などがあります。
熱い地域で暮らす人は火の質が乱れやすく、冷たい雨が降る場合は風の質を乱し、雲が多くて晴れた日が少ないと水の質が乱れます。

「食事」はその量、質、味などがエネルギーのバランスに影響を与えます。
食事は、生きていくには不可欠なものであり、どんな食べ物も体に必ず影響を及ぼします。体調はいつも同じではなく消化力も影響を受けますから、いつも同じものを食

べれば必ず健康になれるというものは存在しません。

最近、糖質制限ダイエットが流行っていますが、水の質が乱れている人にとっては、心や体が軽くなって良いですが、風の質が乱れている人が糖質制限をするとエネルギーの乱れが顕在化し、精神的不安定になります。

食事内容は食べる人の体質や体調に合わせてその都度、見直していく必要があります。


「行動」は活動内容や活動量がエネルギーのバランスに影響を及ぼします。

活動と休息のバランスが乱れると体が疲れすぎたり、逆に弱ったりしますから、**体質にあった活動をしていくこと**がとても大切になります。


「意識状態」は精神状態のことであり、**不安や心配、恐怖、緊張感などがあると風の質が乱れ、**そして**苛立ちや焦り、興奮が持続すると火の質が乱れ、心が内向的になり一つのことに拘っていると水の質が乱れます。**

病気と食事

食べなければ生きていけないということは、私たちは食べ物からできているということになります。

テレビやネットでは「○○を食べたら○○に良い」などの情報に溢れ、次から次へと新しいものが出ては消えていきます。今流行っていても1年後には忘れ去られているものもたくさんあり、一体何を信じたら良いのか分からなくなります。

アーユルヴェーダの診療を行いながら、そうした食に関する情報を見るときにいつも思うのは、食べる人が不在であるということです。

私たちの顔かたちが違うように、体型、排泄状況、消化力などにも個人差があり、体調に合う人もいれば、全く合わない人もいるということです。

体に良いからと玄米菜食をはじめ、最初の内は体がスッキリしていても、次第に体調が悪くなり、いつの間にか体が冷え切ってしまうこともあります。当の本人は、一生懸命食事に気をつかっていますから、まさかそれが体調不良の原因だとは、夢にも思いません。

食事療法において最も大切なのは、誰が、何の目的で、何を食べるかですが、ここに間違いがあると、食べた物が体にとって害になってしまうことがあります。

食べたものは胃で消化され小腸で吸収され、肝臓で代謝されていくわけですが、この過程で、消化・吸収・代謝されず未消化のまま体に蓄積することがあります。

アーユルヴェーダではそれを**「未消化物（アーマ）」**と言い、**病気の90％の原因**と考えられています。

未消化物は、全身の管に蓄積して酸化し、臓器障害を起こすほか、非常に粘着性に富み、乱れたエネルギーを固定化します。

固定化したエネルギーの乱れにより、生理機能が障害され病気が作られます。ですから、健康にとっていかに未消化物の少ない体にするかが最も大切になります。

未消化物が作られず、食べた後に気分よく活動に従事できていれば、その食事は問題ないということです。逆に、食後に倦怠感がある場合は、食事を見直す必要があります。

このときの価値判断は、自分の心や体の状態が基準になりますが、自分で自分の状態に気が付きません。本来、何を食べれば良いかは、自分で分かるはずなのですが、まったく分からなくなっているのです。

アーユルヴェーダでは、ものごとを正しく判断する力のことを重要視しており、それが乱れると食事だけでなく、人生全般において苦労が絶えないようになります。

理知の誤りと病気

私たちは、本来、**自分の体調に合わせて何をするべきか、何を食べるべきかを判断する力**（**知性**）**がある**わけですが、何らかの理由で知性が働けないとき健康は損なわれ病気へ向かいます。この知性を失った状態をアーユルヴェーダでは**「理知の誤り」**

と言い、大きくわけて三つに分かれると説明しています。「理知」とは平たく言うと判断力にあたります。

第一は「誤った理解」、第二は「自制の欠如」、第三は「誤った記憶」です。

このように、私たちは、自分の状態が分からなくなっていることが非常に多いですから、信頼のおける担当医との関係性がとても大切になります。

アーユルヴェーダ診察の特異性

アーユルヴェーダというと、シロダーラやオイルマッサージなど、エステの延長だと思っている方が多いのではないかと思います。

アーユルヴェーダは、一言で言うならば「洗練された科学」です。

診療して15年近くになりますが、これ以上のものはないのではないかと思っています。

確かに、生命の危機に対応する力は、西洋医学に勝るものはありません。

しかし、**その人の体質に合わせて食事や生活を提案することに関しては、非常に有効性が高い**のです。

たとえば、病気治療において、自然治癒力の状況がその成否を握ります。

自然治癒力が十分にあるときは、抗生剤や抗がん剤など西洋医学的治療方法の効果が期待できます。

しかし、**自然治癒力が十分でないときは、いかなる最新医療も効果が期待できない**ばかりか、**副作用が表面化しやすくなります。**

通常、自然治癒力は睡眠や食事、そして血液検査などから総合的に判断されますが、最終的には、その治療法を使ってみなければ分かりません。だからこそ慎重に診察をしながら治療をするわけですが、それでも副作用が出てしまう場合は多く、試行錯誤を繰り返すことになります。

一方、アーユルヴェーダの場合、脈に触れる（脈診）ことで、自然治癒力の量や勢い、さまざまな治療法の効果も測ることができます。

つまり、患者さんにとって効果のある代替医療が分かりますし、毎日の食事や運動など、あらゆる活動がその人に合っているのかも、測ることができるのです。

ですから、西洋医学では患者さんの症状を元に、どの病気に該当するかを考えるのに対し、アーユルヴェーダでは脈診によりエネルギーの乱れを直接的に測り、あとは、どんな症状で困っているのかを尋ねていきます。

食事や生活がいかに心と体のバランスに影響を及ぼしているか、どこから治していけば自然治癒力を上げられるかまで分かり、患者さんの情報のすべてが、直接診断に結びつくことになります。

第10章

薬をやめるための工夫

薬をやめるための生活の見直し方

薬を飲まざるを得なくなった最大の要因は、**活動と休息のバランスが取れていないこと**です。十分な休息を取らず活動をし続けると交感神経が常に働くようになり、血圧が上昇したり、睡眠障害になったり、精神的にもイライラしやすくなります。食欲も過度に増しますから過食に伴う生活習慣病にもなります。

適切な食事や活動、十分な休息をとっていれば、生理機能障害は最小限にくい止められますが、心身のメンテナンスが不十分だと不具合が生じ、やがて故障し修理が必要となります。

忙しい日々の中では、何となくの不調であればあと回しになりますし、いざ日常生活に支障をきたしても、初期の場合検査では異常を示しませんからどうして良いか分からなくなります。

その際に、アーユルヴェーダのエネルギー（ドーシャ）理論に則り、日々の生活を見直していくことで、症状の改善が見られます。アーユルヴェーダでは自分のエネルギー（ドーシャ）の乱れの兆候を教えてくれますから是非参考にしてください。

●風の質（ヴァータ）の乱れを示す兆候

・甘いものが異常に欲しくなる
・肩が凝る
・過食
・喉が痛い
・お腹が張る（ガスが溜まる）
・やることが多く食事が疎かになる
・いつのまにはか、気持ちが落ち着きを失っている
・考えがまとまらない
・些細なことでも、不安や心配の材料になる
・いつまでも活動をやめられないと感じる
・ゆっくりとしたくつろぐ時間を取る気が起こらない

・無駄な動きが多い
・つい軽率な行動をとる
・首筋が張っている、冷えている
・目がかすむ

●火の質（ピッタ）の乱れを示す兆候

・目の充血
・身体があつい
・喉が渇きやすい
・刺激的な食べ物や娯楽を求める
・イライラしやすくなっている
・細かいことが気になる
・規律を守らない人がいると腹が立つ
・人や自分を批判してしまう

・人と口論しやすい、口調が荒い
・時計を何度も見る、時間が気になる
・頭の中は、こなさなければいけないスケジュールだらけ
・食事だけはかかせないと感じる
・温かい部屋にいたり、身体が熱くなったりするとイライラする
・何とかしなければならないと力が入っている
・焦る気持ちや虚しさでつらいと感じる

水の質（カパ）の乱れを示す兆候

・自分の鈍さが悲しいと感じる
・身体が冷えている
・甘いものが欲しいと感じるが、食べてもおいしくない
・消化に時間がかかる、お腹が空かない
・あまり食べていないのに、体重が増えている

・気分が重くて、暗く憂うつ
・自分に自信がない
・身体を動かすと気持ちが良い
・人に甘えたいと思う
・他人の言葉がきつく感じられる
・仲間に入れないと感じる
・いつまでも他人を恨んでいる
・前日に早く寝ても、翌朝早く起きることができない
・今のままの自分で満足しており、これ以上の進歩や欲しいものはない
・物を捨てられず、溜まってくると安心する

薬をやめるための食事

忙しくてストレスが溜まったときでも、たくさん食べたり、飲酒をしたりすること

で翌日から元気に働けますが、永久にその方法が効くかというと、その保証はありません。

残念ながら私たちの消化力や体力には限界があり、若い頃と同じ方法が通用しなくなってきます。

ひとたび食事のことを考えだすと、余りにも情報が氾濫しており、何をどのように食べたら良いのか悩んでいる人も多いかと思います。

結論から言うと、**これだけを食べ続ければいつも元気になれるとか、この成分だけ食べれば体の調子が良くなる・病気が治るという食べ物はありません。**

私たちの体は一瞬たりとて同じ状態ではなく、外見上は変化がないように見えても、細胞レベルでは凄まじい勢いで新陳代謝が起きています。

ですから、一年を通して同じものを食べるということではなく、季節や体調の変化に合わせて食べ物を変えていく必要があります。

すると新たな問題として自分が食べるべきものをどうやって選択したらよいのかという問題が生じます。アーユルヴェーダではそれに対する答えとして**オージャス**という概念を用意しています。

オージャスとは生命力や免疫力を指し、オージャスを多く含むものを効率的にできるだけ多く摂取することで、私たちの心と体を健全に保つことができます。ですから、食事の基本は可能な限りオージャスを意識した日々の食事になります。

●自然治癒力を上げる食事

温かく、できたてで、程度な油を含む、消化のよい食べ物、その地域で摂れた季節の旬で新鮮な食材、純粋な質を持つ食品（牛乳、米、ゴマ、アーモンド、新鮮なフルーツ、小麦、ココナッツ、なつめ、生のハチミツなど）。

これらを次の要領で食べて摂取することで、より多くのオージャスをつくることができます。

・毎日、同じ時間に、規則的に快適な環境で食事を摂る
・前の食事が完全に消化され、空腹の状態になったときに食事を摂る
・食事に意識を向けて摂る
・よく噛んで食事を摂る
・喜びと感謝の気持ちを持って食事を摂る
・座って食事を摂る
・六つの味（甘味、塩味、酸味、辛味、渋味、苦味）を含む食事を摂る
・満腹の4分の3程度で済ませる
・食後に数分間の休憩をとり、軽く散歩をする

薬をやめるための睡眠

いかなる病気の治療においても食事と同様に睡眠の質は大切です。

糖尿病やがんなどの体の病気であっても、うつや不安など心の病気であっても必ず睡眠について聞きます。

経験的にですが、食事が摂れ、よい質の睡眠がとれていれば病気は必ず快報に向かいます。ですから、たとえ心や体に不調を訴えていたとしても、それは一時的であり、やがては症状が改善すると判断し患者さんに説明をします。

逆に、仕事などで睡眠の時間が確保できないとか、寝る前にお酒を飲むとか、床に付く時間が深夜になるなどの状態が継続しているようだと、いつか病気になるという予測の元、生活改善を積極的に促していきます。

薬をやめるためには、まず睡眠の重要性をはっきりと認識することからはじまります。

睡眠は一日中活動していた脳を休めたり日中に障害を受けた体の組織を修復する時間であり、何もしていない時間ではないのです。

人生の3分の1を占める睡眠は、心と体のメンテナンスのためには非常に重要であり、これを怠れば、必ずいつか何がしかの病気になると言えるでしょう。

私たちはどうしても活動を中心に一日の予定を組み、睡眠が蔑ろになる傾向にあります。

ですから睡眠の質を上げるために、**意識的に睡眠を一日の中心におき、快適な睡眠を確保するために日中の活動を見直してみる**と良いでしょう。

●アーユルヴェーダ式睡眠の基本

・朝の二度寝や、通勤途中の電車やバスの中でも眠りません
・午前中に、よく体を動かします
・昼食をしっかり食べて、満足感を得ておきます
・昼食後に昼寝はしません。眠気があった場合、散歩して消化を促します
・午後に、神経系を使う活動をします
・夕方はティータイムなどリラックスした時間をとります

・夕食は軽めにし、20時までに食べ終えます
・夕食後に軽く散歩します
・音楽・テレビ鑑賞、パソコン、読書などは21時までに終えます
・花の香り、川のせせらぎ、風の音などの自然音をゆっくりと楽しみます
・入浴は就寝30分前までに、ぬるめの温度で入ります。長湯はしません
・空腹で眠れなければ、就寝30分くらい前に、温めた牛乳や豆乳を飲みます
・額にゴマ油を塗ります
・22時半までにベッドに入り、部屋を暗くして眠ります

●風の質（ヴァータ）が乱れているときの睡眠

風の質が乱れているとき、睡眠時間や寝付く時間・起きる時間が一定しませんし、眠りも浅く不安定で不眠になりやすい傾向があります。

体調が不安定になりやすい風の質（ヴァータ）の人は、8～9時間眠ることが大

切です。

・寝つきが悪くていつまでも眠れない
・つい夜更かしをしてしまう
・たっぷり寝ても朝起きたときに疲れがとれていない
・睡眠中に怖い夢を見て目が覚めてしまう
・ベッドに入る時間が日によってまちまち
・日常的に出張や泊まり勤務があるため、眠る場所がマチマチ
・部屋の照明や、テレビをつけたままでないと眠れない
・どんなに遅く寝ても、明け方の早い時間に目覚めてしまう
・眠りが浅く、しばしば睡眠が中断される
・手足が冷えて、眠れなくなる
・ベッドに入ると脚がほてりムズムズして起きてしまう
・寝不足のせいで頭痛や便秘になる

●火の質（ピッタ）が乱れているときの睡眠

火の質（ピッタ）が乱れているとき、眠りが浅く中断される傾向にあります。夜中に目が覚めたり、読書や仕事などをはじめてしまうこともありますから、なるべく寝る前に火の質を乱さないようにします。

・夜中に何度も目が覚めてしまう
・夜中に頭部がほてったり、頭がズキズキしたりして眠れないことがある
・毎晩、寝酒をする
・お腹がすいていると眠れず何か食べて寝るようにしている
・怒っている夢を見て、夜中におきることがある
・暑い夜はなかなか寝つけない
・生理前に寝不足になると強い頭痛がおこる

●水の質（カパ）が乱れているときの睡眠

水の質（カパ）が乱れているとき、眠りが重くなる傾向にあります。長く眠ったり、朝なかなか起きることができなかったり、電車の中や仕事中に居眠りをすることもあります。

・寝起きが悪く、心も体も重くてだるい
・朝は頭がボーッとし、コーヒーなどカフェインを飲んで目を覚ます
・十分に寝ているのに、昼食後に眠くてたまらなくなる
・いくら寝ても眠く、休日も寝てしまう
・電車やバスでは必ずと言って良い程眠ってしまう
・いびきをよくかく

薬をやめるための排泄

排泄は、身体に溜まった老廃物や未消化物、乱れたエネルギーを体外に排出する大切な時間です。薬なども飲まず、毎朝、スッキリと楽に排泄できることが大切であり健康な排泄に関する目安には下記のものがあります。

・毎朝、排泄がある（二度目は午後か夕方にあってもよい）
・朝の早い時間に出る
・便に刺激臭などがない
・便の色が濃すぎない
・適度な硬さがある
・形はバナナ状
・水に浮く

これらすべてを満たすのが理想的な排泄であり、これ以外は隠れ便秘の可能性があります。

薬をやめるための白湯

この**白湯は、風・火・水の質のバランスがとれた理想的な飲み物**であり、エネルギーの乱れが整い、未消化物を減らし身体を温めてくれます。

白湯は左のように作りましょう。

①やかんにきれいな水を入れて蓋をし、強火で沸かします
②ボコボコと沸騰しだしたら、蓋をとり中火にします
③そのまま、10～15分わかし続けます
④沸いたらカップに注ぎ、熱いままをすするようにします
⑤食事と一緒にカップ一杯の白湯をすすります

⑥一日に700～800㎖を飲むようにします

薬をやめるための瞑想

過去の事実やテレビや雑誌、インターネットなど周囲の情報に振り回されていると目の前で起こっていることに対する認識とのズレが生じます。

たとえば、昔のように走れると思ったのに、足が上がらず転んでしまうことがよくありますが、それと同じです。同様のことが毎日起こっていると考えてみると良いでしょう。

私たちは食べているとき、仕事をしているとき、話しているときなど、常に目の前のこと以外のことを考える傾向にあります。

最近ではＡＤＨＤ（注意欠陥多動性障害）が注目を浴びていますが、程度の差こそあれ、大半の人が目の前のこと以外について考える癖があります。

口にはご飯を運んでいても、会話に夢中になり、関係のないことを考えていると味のことは正確には把握できません。

もともと私たちの思考の特性によるものであり、何もしていなくても脳は常に活動し何かしらの考えが浮かぶようにできています。それもあって脳を休めるために私たちは睡眠をとるわけですが、睡眠の質が悪いと脳の疲労が蓄積しますから、注意力が散漫となり自分の置かれた状況に気づきにくくなります。

これが**私たちが本来のバランスを崩し健康を損なう最大の要因**です。

自分を見失うと内なる知性に気づくことはできませんから、薬をやめることは愚か、健康的に生活を送ることも困難になるのです。

最近、流行りのマインドフルネス瞑想は、とにかく自分の状態に気づいている状態を作るために、歩行時や食事時などすべての瞬間に気づいていられるように訓練します。

そして心の静寂を得ることで、否定的な思いなどから解放されるためにうつ病や不安障害その他多くの精神疾患に有効とされています。

瞑想を継続していくと、解放される度合いは次第に深くなり、最終的には何時でも幸福を感じる、言わば「至福」を生きられるようになります。

当然のことながら、このとき、**薬による治療は全く必要がなくなります。**

薬をやめるための運動

運動は基本的に健康な人が行うものです。

過度な運動による疲労や身体的ダメージは体の負担になり、病気治癒を妨げます。

自分にあった運動を毎日、適切におこなうと、体力を増強するだけでなくドーシャも整えます。

アーユルヴェーダによる運動の基本は

①体力の50％までの運動でやめる
②毎日行う
③できれば午前中の早い時間帯におこなう

の三つがポイントです。

風の質が乱れている人は、体力を保持しにくいためハードな運動や長時間の運動は控えます。ハイキングやサイクリングなどの軽い運動が良いです。

火の質が乱れている人は闘争心や苛立ちが生じやすいため、競い合うような運動は不向きです。競争ではなく自分に合った目標を設定し、クリアするようにします。水泳やフィットネス、登山、スキー、軽めのジョギングなどが良いでしょう。

水の質が乱れている人は、体力に恵まれており意識的に激しい運動を行い、体力を使うようにしましょう。ハードな筋力トレーニングやエアロビクス、激しいダンスなどが良いです。

また、運動するとかえって状態が悪化することもあるため、運動の時間やタイミングなど自身の体力と合わせて運動をしていくと良いです。

以下の人は、運動を避けた方が良い人です。

- 衰弱している人
- 重い病気の人
- 発熱している人
- 過度に未消化物が溜まっている人
- 15歳未満の子ども
- 妊娠、授乳期の母親
- 食後一時間以内の人
- 夜遅くに夕食をとった後
- 梅雨と夏季

薬をやめるためのマッサージ

自分の状態に気づくのには、瞑想が有効であることを述べましたが、自分で行うオイルマッサージも瞑想と同様に重要です。

「頑張ることは良いことだ」と考える人が多く、無理をして頑張る人がとても多いのです。

頭の中は仕事のことで占められ、常に緊張状態が続き、体も強張っていきます。すると、マッサージが必要になります。緊張の原因を解消しないために何カ月通ってもやめたら元に戻ってしまい、状況が一向に改善していきません。

マッサージに通うことは良いのですが、大切なのは、**常日頃から自分の体をいたわることです。その最も効果的な方法が、セルフマッサージです。**

自分の体にじっくり触れることで、骨格の状態や落ちた筋肉、皮膚の乾燥など、さまざまなことに気が付きます。優しく丁寧に触れることで緊張が取れ、心から癒されます。

他人から施術してもらうマッサージも気持ち良いものですが、自分で行うことで自分を感じ、いたわる習慣ができ、体の声に早く気付けるようになります。

大半の病気は徐々に進行しますから、必ず何かしらの悪い変化が出ているはずです。そこに早く気づくことができれば、心身への負担を減らすことができます。すると、必要以上に薬を飲まなくても良くなります。

アーユルヴェーダでは、ゴマ油を使ったセルフマッサージを勧めています。詳しい方法は、『黄金のアーユルヴェーダセルフマッサージ』（河出書房新社）で、解説していますので、参考にされてください。

第11章

一生薬がいらない心と体の作り方

人生の主役

薬のことが気になる最大の理由は、明るい未来が待っていたはずなのに、いつの間にか体の不調などで思うような日常を送れなくなったためではないかと思います。

人生の主役でいるというのはライバルに勝ち続けたり、多くの金銭を手にしたり、出世したりなど社会的な成功による部分が大きいわけですが、そんなときに突然、病気に襲われると後悔が募ります。

生活習慣病などの体の病気、不安や気分が沈むなどの心の不調、仕事で思うような成果が出ない、同年代の友人が急に病気になったなどさまざまな経験をすると、漠然と不安になり「このままで良いのか?」「何か改善できることはないのか?」「どうして自分がこんな病気になったのか?」などと考えてしまいます。

これらはすべての患者さんが一度は思うことですが、依然として具体的な改善が得られないまま時間が過ぎています。

積極的に健康診断などを受けても、なかなか成果が上がらないのは周知の事実です。検査結果をもとに、いかに日々の生活を見直すかという技術がないため、結果として治療や保険など、病気になったあとの準備に重きが置かれています。

ここまでに再三に渡り書いてきましたが、**健康的な日々を送るうえで最も重要なのは「心と体をメンテナンスする」という考え方**です。

つまり、心と体に過度な負担をかけているにも関わらず、メンテナンスをしなければ必ずどこかの段階で負担が表面化します。

負担がどのような形で表面化するかは、個人の生理機能の強さに依存し、幸いにして病気をすることなく一生を終える人もいれば、予期せぬ事態に頭を抱える人もいます。

メンテナンスをしていくうえで、注意していくべきは、活動と休息のバランスです。

それぞれ役割に応じて精一杯働いたあとは、疲れによって過度に神経が高ぶらないように小休止を入れたり、**22時以降はしっかり睡眠を取り身体を修復する**ことが大切です。

食事については、食べ物の選び方が重要です。ポイントは**食べ物に含まれる成分ではなく、消化・吸収・代謝されやすいものか**どうかです。

完全な健康を目指す

私たちが本来持っている知性に従って生きていれば、心や体に過度に負担をかけず健康的に生活することができます。

しかし、忙しさのなかで自らの知性を見失ってしまい欲望に心を支配され、不規則な生活を送っていると、必ず心身に負担をかけてしまいます。

いつも雑事や時間に追われ生活していると、どうしても活動過多になります。寝ても覚めても交感神経優位な状態が持続し、高血圧や心筋梗塞・脳梗塞の危険因子になってしまいますから注意が必要になります。

周囲に流されて目的もなく生きていると、病気になる危険性がありますから、健康的な生活を送るためには、日常から健康を意識した日々を送ることが必要であり、しかも、それらすべては能動的にされることが大切になります。

不必要に病気を恐れるのではなく、**真っ向から健康を求めていくというスタンス**に変えていくことが大切になります。

アーユルヴェーダには**「完全な健康」の定義**があります。

①エネルギー（ドーシャ）のバランスが整い
②健全な食欲をもち
③組織が正常に機能し
④排泄が整い
⑤心と意識と五感が至福に満たされている

とされています。

エネルギー（ドーシャ）バランスは食事や心の状態、自然環境などありとあらゆるものの影響を受けますから、常に自分のエネルギーのバランスが変わっています。ドーシャが乱れると自分を見失ってしまいますから、常に意識し生活を見直していくことで、エネルギーバランスは次第に整っていきます。健全な食欲とは、**食事の前には適度な空腹感があり、食べた物のすべてが消化され未消化物が作られることなく、**更に、**食後に自然治癒力が体に増えその後の活動に充分に従事できる状態**です。組織が正常に働くとは、食べたものが消化・吸収されそして肝臓で代謝され各組織に運ばれたあと、それぞれの組織が正常に機能している状態であり、病気になる可能性がない状態になります。

排泄については、女性の場合特に、定期的に排泄がなくても平気でいられる人もいますが、本来は体の代謝の結果の老廃物なわけですから必ず毎日できます。ですから、**毎朝、自然に苦労なく排泄できることがとても大切**になります。

最後の心と意識と五感が至福に満たされるというのは、少々難しい概念です。至福という状態を経験したことがないと想像しがたく感覚的にわからないからです。これは強いて表現すると、**悩みが全くないだけでなく、心は穏やかで、同時にいつも何か新しいことをしようと意欲が溢れた状態**です。

完全な健康は二度と病気になる可能性すらない状態とされ、一朝一夕で得られるわけではありませんが、しかし絵空ごとでもありません。

努力によっては達成可能な定義であり、健康度が上がるにつれて、心が幸福で満たされていきます。

そして、それまでの自分との違いに気が付き、それまでの自分に対する疑問が生じると同時に「そもそも自分は何者か？」などの疑問が生じます。

生き甲斐

雑事に追われて忙しかったり、体の状態を考える余裕なかったりしても、エネルギー（ドーシャ）の乱れを整え自然治癒力を増やす生活を心がけると、身体の調子が良くなるのと同時に心も解放されます。

するとそれまでに経験したことがないような**充足感や幸福感を覚えるようになります**。そしてふと、「いままでの自分は何だったのだろう？　どうしてあんなにつらかったのに、今はこんなに快適なのか？」と思うようになります。

エネルギー（ドーシャ）バランスが整い、深い幸福感に包まれ心に余裕が出てくると、不思議と空気が澄んで感じたり、日の光が柔らかく感じたり、街路樹が輝いて見えるようになります。

そしてすれ違う人が優しく感じられ、孤独感も消えていきます。自己肯定感が増すと同時に、それまでいかに他人から言われた言葉を鵜呑みにし、自分の本音に従ってこなかったかに気づきます。

今までは通らなかった道や、避けていた食べ物などに触れる度に、閉じ込められていた心はどんどん広がり、自由を感じるようになります。

すると行動が変わり、快適な日々を過ごすための活動を、進んでするようになります。

体を痛めつけるような暴飲や暴食を控え、添加物や着色料などを含まない自然な食べ物を食べ、量も適量を摂るようになるのです。

自然治癒力が増える食事によって、喜びは確実に増しますから、全く無理なく食生活が変えられます。

心にあれやこれやと浮かんでいた雑念が減り、静寂が訪れると同時に、それまであまり興味のなかったことを、はじめてみようという気になれます。

内側から湧いてくる思いに従うことに慣れていないと、戸惑いを覚えますが、恐る恐るでも行動に移すと予想以上にうまくいくことに気づきます。

日々、新しい自分を発見し続けることで、忘れかけていた自分の素直な思いに気づき、喜びを重ねていくことで、**生きていること自体が意義深いものと感じ、自然と希望が湧き、生き甲斐を感じるようになる**のです。

理想的な関係

毎日に喜びを感じるようになると、家族や友人と会話する際にも大きな変化が表れます。それまで意見の対立に悩まされていても、自分とは異なる相手の意見を尊重し、考え方を柔軟に変えたり、あるいは再確認できたりします。

職場の人間関係も同様の変化が起こり行動が変わります。

こうして、自然と歪んだ行動様式が正されますから、当然心の状態も良く体の調子も整います。

このような有意義な日々を送るためには、他者との関係性の中で自分が変化し続けることが大切です。そのためには安定した自我をもっていることが重要です。
自我の基礎は幼少期に得た親からの愛情により育まれますから、その時期の良好な親子関係は非常に大切になります。

薬を一生飲まないためには、**心と体のメンテナンスをし続けることが大切であり、その原動力は自分を愛する心にあります。**

毎日の生活の中でエネルギー（ドーシャ）バランスを整えながら快適な日々を送ることで日々を楽しむとき、薬を使わない有意義な人生になるでしょう。

おわりに

「薬を減らす」というと、どうしても極論になりがちで、製薬会社や医療者を悪者にし、スキャンダラスな側面ばかりを強調する人がいます。そうした人の存在によって、薬の害が白日の下にさらされ、薬について考え直す機会にはなりました。

たしかに、全ての薬には副作用がありますから、不必要な薬は1日も早くやめるべきです。しかし、むやみやたらと恐怖心をあおり、必要なものさえも拒否させてしまうことは、「本当の健康」には繋がりません。

ですから、薬を飲むことに罪悪感を覚えたり、怖がりすぎたり、健康への道をあきらめたりする必要はありません。**大切なのは、薬を飲みながらでも毎日少しずつ生活習慣を改善し、自分らしく過ごせるようにできるかどうか**です。

自分らしく幸せな日々を送るために大切なことは、「自分との対話」にあります。

さまざまな病気や薬の情報に惑わされ、心が乱されるのなら、**もう少し、自分自身**

を感じる時間を増やした方が良いのです。

自分のことは、自分にしか分かりません。ですから、自分がどう感じているかをもっとつかめるよう、試行錯誤してみて下さい。忙しい日々の中で簡単にはいきませんが、必ず、あなたが心地よいと思えるバランスのとれた日常が見つかるはずです。

「Beauty is in the eye of the beholder.（美しさは見る人の目の中にある）」

これは、私が一番苦しかった際に、恩師から頂いた言葉です。

美しさは、条件によって大きく変わります。見る場所、時間によっても変わりますし、見る人によっても変わります。美しさとは普遍的で、客観的なものではなく、見る人の心の状態によって変わる、主観的なものです。

今あなたには、とても困難に見えることでも、あなたの気持ちが変わり、また、人が変われば見方は大きく異なるかもしれません。

家族や友人のちょっとした変化に、意識を向けたり、関係性を楽しんだりしてみる。

そうした、穏やかな関係性を持ち、心の余裕が生まれると、穏やかに毎日を送ることができます。結果として、薬が自然に減ることになるかもしれません。

私自身も、これまで決して平坦な道ではなかったと思っています。

何十年と暗くて長いトンネルに入り込み、出口を探して必死にもがき苦しんだ時期もありました。その間、家族や多くの友人、上司にずいぶん助けてもらい、どうにか理想の医療を追求する環境を手にすることができました。

あなたも1人で抱え込まず、まずは周囲に遠慮なく相談してみて下さい。そして、もし困った場合は、ご一報下さい。きっと何かしらのお役に立てるはずです。

最後まで読んで頂きありがとうございました。

臼井幸治

臼井幸治（うすいこうじ）

日本内科学会認定内科医、日本心療内科学会認定心療内科専門医、日本医師会認定産業医、マハリシ南青山プライムクリニック元院長、特定非営利活動法人ヴェーダ平和協会元理事。

1972年生まれ。富山医科薬科大学和漢診療部入局後、労災病院などで勤務。内科医として診療に従事する過程で、西洋医療に限界を感じ、病気予防や体質改善を可能にするアーユルヴェーダに出会う。アーユルヴェーダ専門医の蓮村誠医師に師事し、マハリシ・アーユルヴェーダ医師養成コースに参加。2005年マハリシ南青山プライムクリニック院長就任。2010年、同クリニックで非常勤医師を続けながら、東邦大学心身医学講座に籍を移し、博士課程修了。2016年6月銀座レンガ通りクリニック院長就任。

診療では患者の自然治癒力を取り戻し「薬を減らす医療」をモットーに、食事や生活指導を行うかたわら、全国各地での講演活動、雑誌の連載などマハリシ・アーユルヴェーダの普及に努めている。

銀座レンガ通りクリニック
http://ginza-rengadori.com/

視覚障害その他の理由で活字のままでこの本を利用出来ない人のために、営利を目的とする場合を除き「録音図書」「点字図書」「拡大図書」等の製作をすることを認めます。その際は著作権者、または、出版社までご連絡ください。

薬のやめ方減らし方

2017年8月9日　初版発行

著　者　臼井幸治
発行者　野村直克
発行所　総合法令出版株式会社
〒103-0001　東京都中央区日本橋小伝馬町15-18
ユニゾ小伝馬町ビル9階
電話 03-5623-5121（代）

印刷・製本　中央精版印刷株式会社

落丁・乱丁本はお取替えいたします。

ISBN 978-4-86280-565-2
総合法令出版ホームページ　http://www.horei.com/